Varsha Panwar
Vineeta Nikhil

Factores de crescimento

Varsha Panwar
Vineeta Nikhil

Factores de crescimento

ScienciaScripts

Imprint

Any brand names and product names mentioned in this book are subject to trademark, brand or patent protection and are trademarks or registered trademarks of their respective holders. The use of brand names, product names, common names, trade names, product descriptions etc. even without a particular marking in this work is in no way to be construed to mean that such names may be regarded as unrestricted in respect of trademark and brand protection legislation and could thus be used by anyone.

Cover image: www.ingimage.com

This book is a translation from the original published under ISBN 978-620-7-64007-2.

Publisher:
Sciencia Scripts
is a trademark of
Dodo Books Indian Ocean Ltd. and OmniScriptum S.R.L publishing group

120 High Road, East Finchley, London, N2 9ED, United Kingdom
Str. Armeneasca 28/1, office 1, Chisinau MD-2012, Republic of Moldova, Europe
Printed at: see last page
ISBN: 978-620-7-63776-8

Índice

CLASSIFICAÇÃO DOS FACTORES DE CRESCIMENTO 9

FONTES DE FACTORES DE CRESCIMENTO 10

MECANISMO DE ACÇÃO DOS FACTORES DE CRESCIMENTO 18

PAPEL DOS FACTORES DE CRESCIMENTO NO DESENVOLVIMENTO EMBRIONÁRIO 22

TÉCNICAS DE ADMINISTRAÇÃO DE FACTORES DE CRESCIMENTO 28

FACTORES-CHAVE DE CRESCIMENTO EM ENDODONTIA 54

A FAMÍLIA DO FACTOR DE CRESCIMENTO TRANSFORMADOR-β ... 55

PROTEÍNAS MORFOGENÉTICAS ÓSSEAS 75

FACTOR DE CRESCIMENTO DERIVADO DE PLAQUETAS 84

FACTORES DE CRESCIMENTO SEMELHANTES À INSULINA 94

FACTORES DE CRESCIMENTO DOS FIBROBLASTOS 102

APLICAÇÕES CLÍNICAS DOS FACTORES DE CRESCIMENTO 120

EFEITO NA REGENERAÇÃO DA POLPA 140

FACTORES DE CRESCIMENTO NA REGENERAÇÃO DOS TECIDOS PERIAPICAIS 155

DIRECÇÕES FUTURAS 166

RESUMO

O traumatismo da polpa dentária, físico ou microbiológico, pode levar à inflamação da polpa seguida de infeção/necrose. A modalidade de tratamento atual para estes casos inclui o tratamento não cirúrgico do canal radicular para dentes com ápice maduro e apexificação, seguido de obturação. O tratamento do canal radicular (TRR) envolve a extirpação da polpa dentária lesionada ou infetada e a obturação do canal radicular e da câmara pulpar com materiais bioinertes, sendo o tratamento endodôntico mais comum. Estes procedimentos, no entanto, resultam na perda da vitalidade do dente, sensibilidade e propriedades de defesa. [1]

O capeamento pulpar e a regeneração da polpa dentária são técnicas em constante evolução para regenerar o tecido pulpar, evitando a necrose e a perda de vitalidade. Muitos estudos têm utilizado com sucesso populações de células estaminais/progenitoras, abordagens de revascularização, estruturas de suporte ou estratégias baseadas em materiais para a regeneração da polpa. [2-5]

A terapia endodôntica regenerativa tem como objetivo regenerar o complexo dentina-polpa danificado por infeção, trauma ou anomalia de desenvolvimento de dentes permanentes imaturos com polpa necrótica. [2] Hermann, em 1920, descreveu a aplicação de hidróxido de cálcio para a terapia da polpa vital, o que lançou as bases para a regeneração dos tecidos dentários. Nygaard- Ostby, em 1961, avaliou um método de revascularização para restabelecer o complexo dentina-polpa em dentes permanentes com necrose pulpar. [6]

Os GFs desempenham um papel fundamental no recrutamento, migração, proliferação e diferenciação das células estaminais dentárias. As células estaminais (CEs) constituem um componente essencial dos procedimentos de regeneração e engenharia de tecidos, sendo auto-renováveis e tendo a capacidade de se diferenciar em múltiplas linhagens de tecidos. As populações de SCs em nichos dentários e centrais são potencialmente importantes para contribuir para os procedimentos de revitalização, incluindo as células estaminais da polpa dentária (DPSCs), as células estaminais da papila apical (SCAPs) e as células estaminais do ligamento periodontal humano (PDLSCs). O comportamento das SC pode ser modulado por GFs libertados da dentina, de outras células ou de materiais de suporte. [7]

As DPSCs estão localizadas na região central do espaço pulpar e têm a capacidade de migrar, proliferar e diferenciar-se em células semelhantes a odontoblastos após a morte dos odontoblastos primários na dentinogénese terciária reparadora. Após a necrose pulpar, o recrutamento de SCAPs ou SCs que migram do sistema sanguíneo torna-se importante. Durante a periodontite apical, as SCAPs retêm a vitalidade e o estaminus, e podem sofrer diferenciação osteogénica e angiogénica sob a influência dos GFs.

Os GF podem ser definidos como polipéptidos que estimulam a proliferação celular e são as principais moléculas reguladoras do crescimento das células em cultura e *in vivo*. [8]

O primeiro GF, o fator de crescimento dos nervos, foi descoberto por Rita Levi-Montalcini e Stanley Cohen em 1952. [9]

Os GFs desempenham um papel central na sinalização de vários aspectos da regeneração dos tecidos e dos eventos associados à lesão inicial do tecido e às reacções de defesa subsequentes. Os FGs transmitem sinais entre as células, funcionando como estimuladores e/ou inibidores do crescimento, bem como moduladores do estado de diferenciação, entre outros papéis.

Os FGs podem atuar de forma endócrina, autócrina, parácrina, justácrina e intácrina, o que realça a complexidade do controlo das actividades celulares no organismo. Actuam através da sua interação com receptores específicos na superfície celular. A ligação a estes receptores leva a uma cadeia de sinais intracelulares que, em última análise, resulta na transdução do sinal para o núcleo da célula. É através dos seus efeitos na expressão dos genes no núcleo da célula, mediados pela transcrição e por outros factores, que os factores de crescimento influenciam o comportamento e a atividade das células. Assim, os GFs podem regular os genes que controlam a proliferação celular, a diferenciação celular ou os produtos secretórios da célula.

Os FGs são responsáveis pela sinalização de muitos dos eventos-chave na morfogénese e diferenciação do dente, e a recapitulação destes processos após uma lesão dentária permite a regeneração dos tecidos. Durante o desenvolvimento do dente, as interacções epitéliomesenquimatosas são responsáveis pela sinalização dos eventos que começam com a iniciação do dente e conduzem à diferenciação dos odontoblastos e ameloblastos responsáveis pela secreção de dentina e esmalte, respetivamente. Estas interacções determinam os eventos morfogenéticos iniciais no desenvolvimento do dente, bem como os processos posteriores que dão origem à diferenciação dos odontoblastos e ameloblastos. [11]

Durante o desenvolvimento do dente, uma variedade de moléculas bioactivas são segregadas pelos odontoblastos e incorporadas na matriz da dentina, incluindo o fator de crescimento transformador (TGF), o fator de crescimento semelhante à insulina 1 (IGF-1), o fator de crescimento derivado das plaquetas (PDGF), o fator de crescimento endotelial vascular (VEGF), o fator de crescimento dos fibroblastos (FGF) e o fator de crescimento epidérmico. Estes GFs podem ser libertados nos danos causados à dentina ou durante os processos de reparação para promover a regeneração da dentina.

Na endodontia regenerativa, os FGs podem provir de diferentes fontes: coágulo sanguíneo, PRP ou PRF, e matriz dentinária. O ácido etilenodiaminotetracético (EDTA), o agregado de trióxido mineral (MTA), o hidróxido de cálcio, a ativação ultra-sónica e os modificadores epigenéticos (inibidores da histona desacetilase) podem facilitar a libertação de FGs da matriz dentinária e aumentar a resposta regenerativa. [12] Embora o sequestro de GFs na matriz dentinária forneça um conjunto possível destas moléculas de sinalização celular na situação de lesão, os fibroblastos e outras células da polpa podem ser outras fontes. Tanto as populações de células fisiológicas da polpa como as células inflamatórias, que se infiltram localmente no tecido em locais de lesão, também expressam um número de GFs e podem contribuir para a resposta global do tecido.

A intervenção terapêutica com GFs recombinantes também oferece possibilidades de controlo da atividade celular durante a reparação. A utilização de fontes endógenas e exógenas de GFs pode proporcionar oportunidades interessantes para novas abordagens biológicas à reparação de tecidos dentários e o modelo para a engenharia de tecidos.

Os GFs são uma classe de pequenas moléculas peptídicas que influenciam o comportamento celular através da ligação a receptores específicos na membrana celular. Através desta ligação, iniciam cascatas de sinalização intrincadas no interior das células, modulando, em última análise, actividades celulares como a proliferação, diferenciação, migração e sobrevivência das células. Esta intrincada rede de vias de sinalização dos GF é fundamental para o desenvolvimento, manutenção e reparação dos sistemas biológicos. Os GF peptídicos caracterizam-se geralmente por um peso molecular relativamente baixo, inferior a 25 kDa. Apresentam um certo grau de especificidade em termos das células sobre as quais actuam. A dependência da dose dos seus efeitos também varia. Um dos aspectos característicos dos GF é a sua potência em concentrações muito baixas, normalmente na gama dos picogramas[11]. [Os receptores de membrana para os FGs são também muito ubíquos, tendo a maioria das células receptores para mais de um FG. Os FG têm diferentes especificidades quanto ao tipo de célula; alguns factores, como os do sistema hematopoiético, por exemplo, o fator estimulador de colónias (CSF-1), estimulam apenas um ou alguns tipos de células, enquanto outros, como a somatomedina C e o fator de crescimento epidérmico (EGF), estimulam uma grande variedade de tipos de células, tanto epiteliais como mesenquimatosas. A multiplicidade de GFs em vários tecidos, a especificidade variável dos GFs em relação ao tipo de célula e a necessidade de múltiplos GFs para estimular tipos específicos de células proporcionam o ajuste fino das taxas de proliferação relativas necessárias para o crescimento coordenado de células para formar tecidos durante o desenvolvimento e para manter os tecidos no estado adulto.

CLASSIFICAÇÃO DOS FACTORES DE CRESCIMENTO

Os GF são classificados em várias famílias/superfamílias com base nas suas características estruturais e funcionais. Uma classificação geral dos FGs é a seguinte

1. Factores de crescimento epidérmico (EGFs)

2. Factores de crescimento derivados das plaquetas (PDGFs)

3. Factores de crescimento dos fibroblastos (FGFs)

4. Factores de crescimento endotelial vascular (VEGFs)

5. Fator de crescimento transformador-beta (TGF-β)

6. Fator de crescimento dos nervos (NGF)

7. Fator de crescimento dos hepatócitos (HGF)

8. Factores de crescimento semelhantes à insulina (IGFs)

9. Factores de crescimento hematopoiético

10. Factores neurotróficos

FONTES DE FACTORES DE CRESCIMENTO

Os GF podem ser obtidos a partir de várias fontes, incluindo a produção endógena, fontes naturais e tecnologia recombinante.

1. **Produção endógena**: no corpo humano, muitas células produzem GFs para as suas funções fisiológicas normais. Por exemplo,

- O EGF é segregado por plaquetas, macrófagos/monócitos, epitélio e fibroblastos.

- Os FGF são produzidos por queratinócitos, fibroblastos, células endoteliais, células musculares lisas, condrócitos, mastócitos, macrófagos e células mesenquimatosas.

- O TGF-β é produzido por macrófagos/monócitos, fibroblastos, queratinócitos e plaquetas, células TH1 activadas, células assassinas naturais e neutrófilos.

- Os PDGF são produzidos por plaquetas, macrófagos, endotélio vascular, fibroblastos e queratinócitos.

- O VEGF-A é produzido por células endoteliais, queratinócitos, células musculares lisas de fibroblastos, plaquetas, neutrófilos e macrófagos.

- O IGF é produzido pelo fígado e pelos fibroblastos.

A dentina é um reservatório para uma vasta gama de FGs que são armazenados na matriz durante o desenvolvimento e a origem destes FGs na matriz dentinária é provavelmente, em grande parte, a célula odontoblástica e, após a secreção, interagem com a matriz extracelular ou com os componentes minerais da dentina, tornando-se assim incorporados ou sequestrados na matriz durante a dentinogénese. Uma vez incorporados na matriz dentinária, estes FGs tornam-se "fossilizados" e retêm a sua atividade biológica através da proteção oferecida pela sua interação com os componentes da matriz extracelular da dentina. Uma família chave de GFs, que foram identificados na dentina, são os membros da família TGF-β. No dente humano, os odontoblastos expressam as três isoformas do TGF-β (TGF-β1, 2 e 3), mas apenas o TGF-β1 fica sequestrado na matriz. Parece que apenas o TGF-β- 1 é capaz de interagir com os proteoglicanos da matriz dentinária, decorina e biglicano, e assim as outras isoformas mostram muito menos afinidade para a matriz. Estas interacções com os componentes da matriz podem ser muito importantes para proteger a atividade biológica dos factores de crescimento, uma vez que a sua meia-vida pode ser apenas da ordem de alguns minutos quando existem no estado livre no soro. A matriz dentinária contém, portanto, um cocktail de moléculas bioactivas com potentes propriedades de sinalização celular. Estes FGs podem ser libertados da matriz dentinária como resultado de procedimentos clínicos de restauração, bem como durante a lesão. [11]

    2. <u>Fontes naturais:</u> As plaquetas contêm várias moléculas como o grânulos alfa que são ricos em GFs, tais como TGF-β, VEGF, EGF, FGF e PDGFs.

Os concentrados de plaquetas autólogos (APCs) contêm níveis elevados de GFs. As principais gerações de APCs são o plasma rico em plaquetas (PRP), a fibrina rica em plaquetas (PRF) e o concentrado de factores de crescimento (CGF). [54]

O plasma rico em plaquetas (PRP) e o plasma rico em factores de crescimento (PRGF) são classificados como a primeira geração de APCs.

Plasma rico em plaquetas: O plasma rico em plaquetas (PRP), um concentrado autólogo de plaquetas de primeira geração com uma fonte rica em FGs, foi proposto como um potencial suporte adicional/substituto. É fácil de preparar, rico em FGs e forma uma matriz de fibrina em 3D que ajuda a prender os FGs. A concentração normal de plaquetas no sangue é de 200.000-300.000 plaquetas/µl. A concentração de plaquetas no PRP excede 1 milhão/mL, o que é 5 vezes mais do que a contagem normal de plaquetas. Um maior número de plaquetas aumenta o número de GFs segregados por estas, o que ajuda na proliferação de células estaminais para induzir a cicatrização e a regeneração dos tecidos. O PRP é preparado por centrifugação do sangue total a 5600 rpm, separando o plasma pobre em plaquetas (PPP) da camada de buffy coat e dos eritrócitos. A centrifugação é então abrandada para 2400 rpm para obter a camada de buffy coat constituída por PRP e leucócitos. [55] **(Fig. 1)**

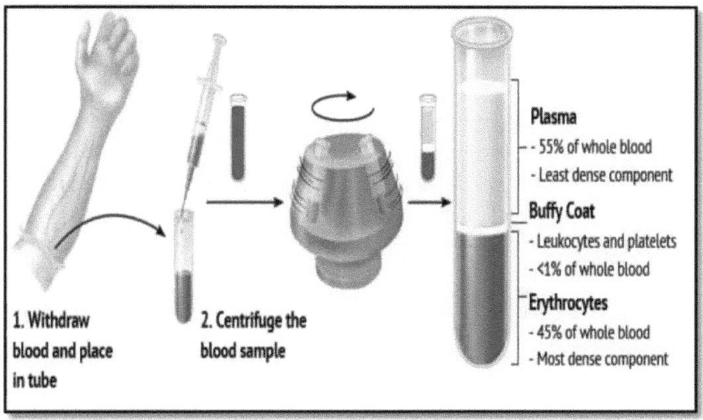

Figura 1- Preparação do PRP
(**cortesia**-https://mojichi.medium.com/prp-for-hair-loss)

As plaquetas PRP libertam os seus GFs e outras substâncias activas após ativação, através da adição de cloreto de cálcio ou de trombina alogénica.

O PRP é uma suspensão concentrada de diferentes FGs, como o PDGF, o TGF-β, o IGF, o VEGF e o fator de crescimento epidérmico. Estes são libertados através da desgranulação dos grânulos alfa e estimulam a cicatrização dos ossos e tecidos moles.[5 6] Hargreaves e colegas defenderam a utilização do PRP na endodontia regenerativa em 2008. O PRP foi tentado pela primeira vez como um procedimento de endodontia regenerativa em 2011 num dente permanente necrótico, não vital e imaturo com um ápice aberto. [5 7] As desvantagens deste procedimento incluem a extração de sangue em pacientes jovens, a necessidade de equipamento e reagentes especiais para preparar o PRP e o aumento do custo do tratamento.

- **Plasma rico em factores de crescimento (PRGF):** O PRGF é considerado uma evolução do PRP e permite uma maior concentração de GFs na preparação das plaquetas. É retirada uma menor quantidade de sangue para a preparação e o procedimento é relativamente mais rápido.

- **Fibrina rica em plaquetas (PRF):** é considerado o concentrado de plaquetas de segunda geração, designado PRF de Choukroun em homenagem ao seu inventor. O procedimento consiste na extração de sangue, que é recolhido em tubos de ensaio sem anticoagulante e centrifugado instantaneamente. Pode utilizar uma centrifugadora de mesa durante 10 minutos a 3000 rpm ou durante 12 minutos a 2700 rpm.

  O produto resultante é constituído por três camadas:

  • Plasma pobre em plaquetas acelular no nível máximo

  • Coágulo PRF no nível intermédio

  • Fração vermelha dos glóbulos vermelhos no nível de base.

A coagulação do sangue começa instantaneamente quando entra em contacto com a superfície do vidro, devido à ausência de anticoagulante.

Propriedades biológicas da fibrina rica em plaquetas: A PRF pode ser considerada como um concentrado imunitário com uma composição específica e uma arquitetura 3D. Contém uma multiplicidade de factores de crescimento, como o PDGF, o TGF β1 e o IGF. É um biomaterial ideal para a regeneração do complexo dentina-polpa. Previne a invasão precoce de células indesejadas, actuando assim como uma barreira viável entre as células desejadas e indesejadas.

Classifica-se em L-PRF, A-PRF, i-PRF, CGF, PRFM e Vivostat PRF.

Fator de crescimento concentrado (CGF): é um concentrado de plaquetas de segunda geração mais recente. Foi desenvolvido por Sacco e colegas em 2006.

O CGF é preparado através da centrifugação de amostras de sangue a velocidades alternadas e controladas, utilizando uma centrífuga especial. A centrifugação diferencial resulta na formação de uma matriz de fibrina mais densa, com elevada resistência à tração e mais rica em factores de crescimento do que os observados no PRF e no PRP. Na preparação do FGC, as amostras de sangue são processadas por centrifugação programada, dando origem a um produto de três camadas constituído pelas camadas superiores de plasma pobre em plaquetas (PPP) e inferiores de glóbulos vermelhos (RBC), separadas pelo gel do FGC, que também tem três fracções - nomeadamente, a parte branca superior (WP) e as porções vermelhas inferiores (RP) com a camada leitosa (BC) no meio. O exame da FBC por microscopia eletrónica de varrimento revelou que a porção superior é uma rede 3D predominantemente composta por fibrina com algumas moléculas de fibrilina de pequeno diâmetro, semelhante à fibrina natural e que favorece a adesão das células. Entretanto, a porção inferior contém numerosos componentes celulares, incluindo plaquetas, leucócitos

e glóbulos vermelhos. **(Fig.2)**

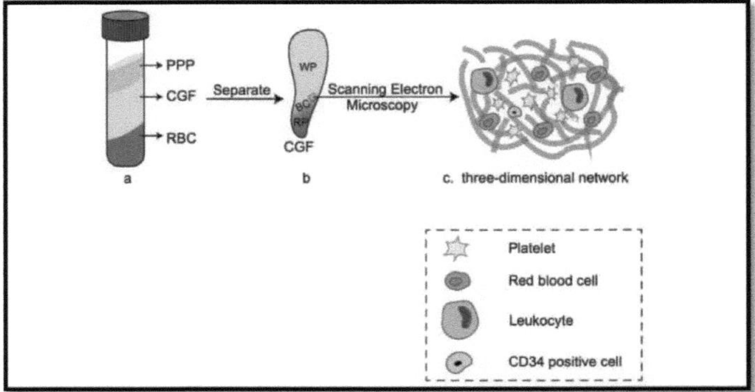

Figura 2- Observação histológica e morfológica da FCG.

a. As amostras de sangue após centrifugação produzem três camadas constituídas por PPP superior, RBC inferior e gel CGF no meio.

b. O gel CGF divide-se em 3 partes: a parte branca superior (WP) e as porções vermelhas inferiores (RP), com a camada leucocitária (BC) no meio.

c. A ultra-estrutura do FGC (observação por microscopia eletrónica de varrimento): numerosos componentes celulares, incluindo plaquetas, glóbulos vermelhos, leucócitos e células CD34 positivas, estão integrados na rede tridimensional.

(Cortesia- Li Z, Liu L, Wang L, Song D. Os efeitos e potenciais aplicações do fator de crescimento concentrado na regeneração do complexo dentina-polpa. Stem cell res ther 2021. https://stemcellres.biomedcentral.com/articles/10.1186/s13287-021-02446-y)

A ativação das plaquetas embaladas no suporte de fibrina do FGC através

da fibrinólise pode levar à libertação contínua de FGs, como o fator de

crescimento transformador (TGF)- β1, o fator de crescimento derivado das plaquetas (PDGF)-BB, o fator de crescimento semelhante à insulina (IGF)-1, proteína morfogenética óssea (BMP), fator de crescimento endotelial vascular (VEGF), fator de crescimento epidérmico (EGF) e fator de crescimento fibroblástico básico (bFGF), que são necessários para a regulação da atividade das células estaminais na engenharia de tecidos^]58

3. **<u>Factores de crescimento recombinantes:</u>** Estes factores são produzidos por tecnologia de ADN recombinante. Um vetor de ADN adequado para utilização em *E. coli* é desenvolvido marcando o gene GF no terminal N com o péptido sinal de *E. coli*, o que permitiria a clonagem de uma variedade de genes que exprimem proteínas heterólogas, e as estirpes recombinantes assim criadas excretariam grandes quantidades de GF no meio de cultura. Os FGs assim produzidos podem ser facilmente purificados e são quimicamente idênticos aos FGs naturais. O fator de crescimento derivado de plaquetas humanas recombinante (rhPDGF- BB) já demonstrou a sua eficácia na regeneração periodontal. O fator de crescimento derivado das plaquetas (PDGF) tem efeitos quimiotácticos e mitogénicos nas células mesenquimatosas e possui capacidade angiogénica. [5 9]

MECANISMO DE ACÇÃO DOS FACTORES DE CRESCIMENTO

Normalmente, um tipo especial de molécula (GF) é produzido por uma célula (ou seja, a célula sinalizadora) e detectado por outra (ou seja, a célula alvo) através de um recetor proteico, que reconhece o sinal e responde especificamente à molécula sinalizadora (GF). O recetor proteico é o primeiro passo numa série de eventos de transdução de sinalização na célula alvo, em que o sinal extracelular recebido é convertido em sinais intracelulares que orientam o comportamento da célula.

A comunicação celular pode ocorrer de forma autócrina, parácrina ou endócrina.

- Na sinalização autócrina, os sinais químicos actuam no local da secreção, afectando o mesmo tipo de célula que emitiu a molécula sinalizadora.

- Na forma parácrina, os sinais químicos actuam perto do local de secreção, afectando outros tipos de células que não as que originaram o sinal.

- Na sinalização endócrina, as hormonas são libertadas para o espaço extracelular, entram nos capilares sanguíneos e espalham-se pelo corpo, actuando à distância sobre a célula-alvo. **(Fig. 3)**

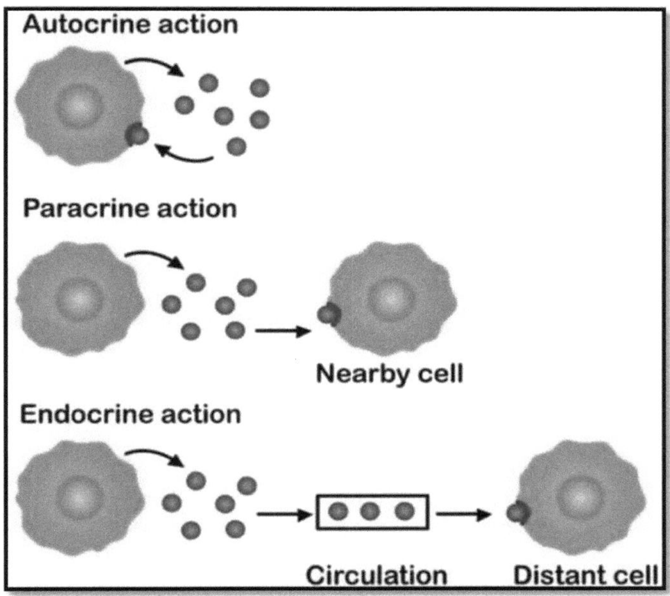

Figura 3- Vias de sinalização

(**Cortesia -** Kaur H, Ghorai SM. Role of Cytokines as Immunomodulators. Immunomodulators and Human Health. Springer, Singapura 2022)

A maioria dos receptores de superfície celular está associada aos canais iónicos, às proteínas G ou às enzimas. A natureza do sinal intracelular desencadeado quando a molécula sinalizadora se liga ao recetor dependerá do tipo de célula-alvo e da associação que ocorreu. Ligado a uma enzima

Os receptores de GF tornaram-se conhecidos devido à sua função nas respostas aos GFs. A maior classe de receptores associados a enzimas é aquela cujo domínio citoplasmático funciona como um recetor tirosina quinase (RTK), fosforilando cadeias laterais de tirosina em proteínas intracelulares seleccionadas. Esta classe de RTK inclui a maioria dos receptores de FGs. Os receptores de muitos FGs, como o EGF e o fator de crescimento derivado das plaquetas (PDGF), têm domínios de tirosina quinase nas suas porções intracelulares. Os sinais da matriz extracelular são frequentemente transmitidos pelos FGs através da ligação aos receptores específicos presentes na membrana da célula alvo. Estes receptores são proteínas que permitem a ligação de moléculas de sinalização específicas. A maior parte dos FG actuam como mediadores locais e só são necessários em concentrações muito baixas. Após a ligação aos receptores de superfície, é desencadeada uma série de sinais intracelulares que conduzem a um processo de fosforilação de moléculas citoplasmáticas denominadas mensageiros intracelulares. Estas moléculas transmitem sinais da membrana celular para o núcleo da célula, activando a expressão de um ou vários genes durante um período de tempo limitado. Os sinais extracelulares podem ativar o fator de transcrição, uma molécula que adere especificamente ao promotor de um gene, activando a transcrição do gene para o seu mRNA e a consequente síntese proteica na célula. **(Fig. 4)**

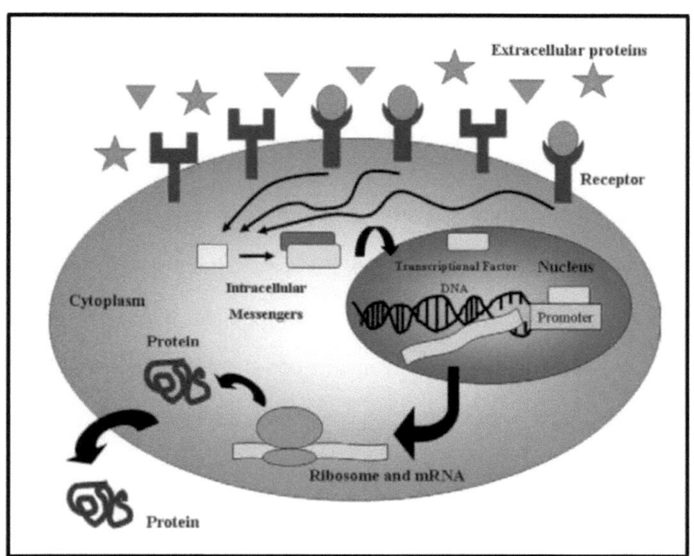

Figura 4- Transmissão dos sinais da matriz extracelular para o interior da célula e indução da síntese proteica. Os sinais da matriz extracelular são frequentemente transmitidos por GFs, citocinas, que se ligam aos receptores específicos presentes na membrana da célula alvo. Estes receptores são proteínas que permitem a ligação de moléculas de sinalização específicas. A partir daí, é desencadeada uma série de sinais intracelulares, que podem levar a um processo de fosforilação de moléculas citoplasmáticas denominadas mensageiros intracelulares. Estas moléculas transmitem sinais da membrana celular para o núcleo da célula, activando a expressão de um ou vários genes durante um período de tempo limitado. Os sinais extracelulares podem ativar o fator de transcrição, uma molécula que adere especificamente ao promotor de um gene, activando a transcrição do gene para o seu mRNA e a consequente síntese proteica.

(**Cortesia -** Grando Mattuella L, Westphalen Bento L, de Figueiredo JA, Nor JE, de Araujo FB, Fossati AC. Crescimento endotelial vascular e a sua relação com a polpa dentária. J Endod 2007)

PAPEL DOS FACTORES DE CRESCIMENTO NO DESENVOLVIMENTO EMBRIONÁRIO

O crescimento, considerado como um aumento de tamanho, é um dos aspectos fundamentais do desenvolvimento. Os mamíferos acabam por atingir um limite de tamanho corporal determinado pela taxa e duração do processo de crescimento, que é maioritariamente controlado geneticamente. Embora exista uma sobreposição funcional entre os factores de crescimento, o crescimento pós-natal é predominantemente influenciado pelas hormonas clássicas, em particular a hormona do crescimento, enquanto os polipeptídeos GF desempenham um papel fundamental durante a embriogénese.

DESENVOLVIMENTO DOS DENTES

O primeiro sinal do desenvolvimento do dente é um espessamento local do epitélio oral, que subsequentemente invagina-se no mesênquima derivado da crista neural e forma um botão dentário. O crescimento subsequente e a morfogénese do epitélio determinam o tamanho e a forma da coroa do dente. Com base na aparência morfológica, os estágios subsequentes da morfogênese são chamados de estágios de capa e sino. O componente epitelial do germe dentário é chamado de órgão do esmalte; consiste em vários tipos de células, incluindo o epitélio do esmalte interno e externo que envolve o stratum intermedium e as células do retículo estrelado.

O mesênquima segrega-se em duas linhagens celulares: a papila dentária, subjacente ao epitélio interno do esmalte, e o folículo dentário, que envolve a papila dentária e o órgão do esmalte. Os estágios seguintes de capa e sino são caracterizados pelo dobramento epitelial e pela rápida proliferação celular, levando ao estabelecimento da forma da coroa do dente. Durante a fase de sino, os odontoblastos produtores de dentina e os ameloblastos secretores de esmalte diferenciam-se. **(Fig.5)**

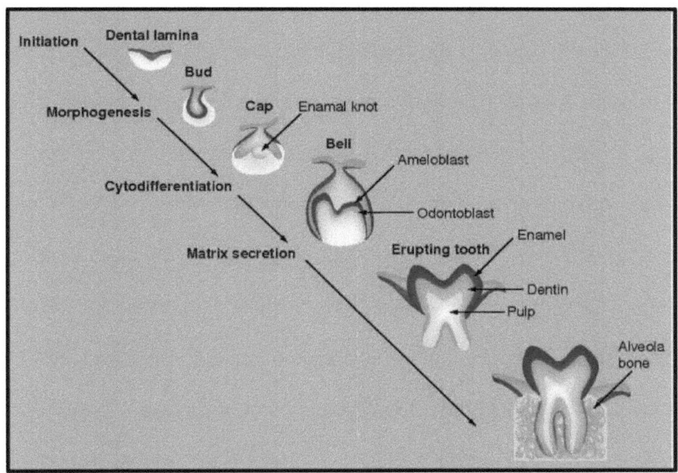

Figura 5- Fases de desenvolvimento do dente (**Cortesia-** Galler KM, D'Souza RN. Abordagens de engenharia de tecidos para odontologia regenerativa. Regen Med 2011)

O desenvolvimento dos dentes, tal como o desenvolvimento de todos os apêndices epiteliais, é regulado por interacções tecidulares indutivas entre o epitélio e o mesênquima. Um estudo experimental de recombinação de tecidos demonstrou uma variedade de consequências das interacções epitelial-mesenquimal. [60] Estas incluem a estimulação da proliferação celular, a inibição da apoptose e a regulação da expressão de uma série de moléculas, tais como moléculas da matriz extracelular, moléculas de sinalização e factores de transcrição. Várias moléculas de sinalização diferentes e os seus receptores actuam como mediadores das interacções epitelial-mesenquimal durante o desenvolvimento do dente. As interacções de sinalização que determinam a localização, identidade, tamanho e forma dos dentes ocorrem durante as fases iniciais do desenvolvimento dentário. Os sinais das famílias do fator de crescimento transformador-β (TGF-β) e do fator de crescimento dos fibroblastos (FGF) foram os primeiros a ser analisados no desenvolvimento dos dentes, seguidos pouco depois pelos sinais das famílias Hedgehog, Wnt e Notch. Atualmente, sabe-se que os nós de esmalte no dente em fase de capuz expressam simultaneamente mais de dez sinais. Os primeiros centros de sinalização aparecem imediatamente após o início do desenvolvimento do dente no epitélio em brotamento e os últimos centros de sinalização, chamados de nós secundários do esmalte, aparecem reiteradamente no epitélio durante o estágio de sino e determinam o padrão de cúspide dos dentes. É, portanto, possível que os factores de crescimento expressos nos nós do esmalte regulem tanto a diferenciação dos odontoblastos como o desenvolvimento das cúspides, e que os centros de sinalização liguem assim a diferenciação celular e a morfogénese. [61]

PAPEL DAS DIFERENTES FAMÍLIAS DE FACTORES DE CRESCIMENTO NO DESENVOLVIMENTO DOS DENTES

1. **Família TGF-β**: Os membros da superfamília TGF-β são proteínas de sinalização que desempenham papéis centrais no padrão embrionário e na homeostase dos tecidos.

Os TGF-β1, -2 e -3 foram os primeiros membros desta família estudados por hibridação in situ durante o desenvolvimento dentário. [62,63] Foi demonstrado que o TGF-β1 se desloca entre o epitélio e o mesênquima e está associado a interacções tecidulares indutivas conhecidas. Durante o brotamento, é expresso no epitélio, passando depois para o mesênquima de condensação; e durante a fase de capuz, é intensamente expresso no epitélio da ansa cervical. [63] TGF-β1, -2 e -3 são intensamente expressos durante a diferenciação de odontoblastos e ameloblastos.

As BMPs regulam todos os aspectos do desenvolvimento embrionário, são utilizadas repetidamente durante a morfogénese de órgãos individuais e diferentes BMPs são frequentemente co-expressas. A BMP-4 está associada à mudança do potencial odontogénico do epitélio para o mesênquima. As BMP-2, -4 e -7 estão frequentemente co-distribuídas e a sua expressão varia entre o epitélio e o mesênquima. Elas também são expressas nos nós do esmalte. A BMP-2 é expressa de forma intensa e transitória no centro de sinalização epitelial inicial antes da formação do botão. BMP-2, -4 e -7 também são expressas durante a diferenciação de odontoblastos e ameloblastos.

2. *FGFs -* Vários membros da família FGF são expressos no germe dentário

em desenvolvimento inicial. Estes FGFs dividem-se em duas categorias distintas, uma expressa principalmente no mesênquima e a outra exclusivamente no epitélio. Funcionam em etapas distintas da odontogénese, desde a iniciação do dente até à formação da última cúspide dentária. A expressão intensa de FGF-8 e a expressão muito mais fraca de FGF-9 são inicialmente detectadas no epitélio dentário presuntivo antes da iniciação do dente e aí persistem até à fase inicial do botão. A sinalização do FGF participa na restrição dos locais de formação do dente, induzindo Pax9, Pitx1 e Pitx2. O FGF-3 e o FGF-10 são intensamente expressos no mesênquima dentário desde o estágio de botão tardio até o estágio de sino tardio. Assim, a sua expressão está associada à morfogénese da coroa do dente. Além disso, a sua expressão é intensa em torno do epitélio da alça cervical. O FGF-8 é expresso no epitélio oral antes do desenvolvimento do dente, e a expressão é particularmente intensa no epitélio dentário presuntivo no momento da iniciação do dente. É acompanhada por uma expressão muito mais fraca de FGF-9. O aparecimento dos primeiros centros de sinalização no epitélio em formação é acompanhado pela expressão de FGF-20, que depois é expresso reiteradamente nos centros de sinalização epiteliais subsequentes: no nó de esmalte em formação na ponta do botão, no nó de esmalte totalmente desenvolvido durante a fase de capa e nos nós de esmalte secundários durante a fase de sino. O FGF-9 é expresso nos nós primários e secundários do esmalte e mais amplamente no epitélio interno do esmalte na fase de sino. A expressão dos receptores de FGF durante a morfogénese dentária indica que o FGFR1 e o FGFR2 são os receptores que transmitem as funções morfogenéticas iniciais dos FGFs. [61]

TÉCNICAS DE ADMINISTRAÇÃO DE FACTORES DE CRESCIMENTO

Na endodontia, a reparação/regeneração do tecido dentino-pulpar é conseguida através de esforços orquestrados de células, GFs e ECM que resultam na migração, adesão, proliferação e diferenciação de células estaminais/progenitoras para a formação do neotecido desejado. As abordagens de engenharia de tecidos que utilizam moléculas bioactivas/factores de crescimento (GFs) e transportadores adequados podem ter o potencial de conseguir uma regeneração de neotecidos espacialmente controlada que imite a ultra-estrutura de um dente natural.

A este respeito, os membros da superfamília do fator de crescimento transformador beta (TGF-β) e as proteínas morfogénicas ósseas (BMP), como a BMP-2, BMP-4 e BMP-7, são considerados GF promissores para modular as funções celulares na engenharia da polpa dentinária.

Os estudos experimentais convencionais aplicaram GFs diretamente no meio de cultura para realçar o seu potencial para promover a proliferação celular, bem como a citodiferenciação de células estaminais. A aplicação direta de determinados FGs promove a expressão de marcadores odontogénicos e a síntese de matriz extracelular (ECM). A adição de GFs estimula a diferenciação de odontoblastos e a formação de osteodentina. No entanto, os processos biológicos requerem tempo, enquanto a aplicação direta em forma de bolus resulta numa retenção insuficiente dos FGs, sendo necessário fornecer quantidades elevadas para um efeito biológico específico.

As limitações da aplicação em bolus de FGs são (1) Potenciais efeitos tóxicos de grandes concentrações de FGs nas células.
(2) meia-vida limitada dos GFs livres.

(3) manter uma concentração adequada de FGs durante todo o período terapêutico pode ser um desafio.

Para colmatar estas lacunas, a investigação atual tem-se centrado em sistemas de libertação controlada de FG. A libertação controlada de FGs é conseguida através da utilização de diferentes sistemas de transporte baseados em biomateriais. O biomaterial utilizado como sistema de transporte deve, idealmente, ser biocompatível. Foram desenvolvidos sistemas de libertação controlada de FG para a engenharia de tecidos dentina-polpa utilizando materiais poliméricos ou inorgânicos. Os transportadores poliméricos são atualmente aplicados em diferentes formas, que incluem scaffolds, hidrogéis e nanopartículas ou combinações destas formas para obter múltiplos sistemas de libertação de FG. A incorporação de sistemas de micro e nanopartículas em suportes controla com precisão a degradação do transportador e o padrão de libertação de FGs. Os biomateriais à base de partículas distinguem-se de outros sistemas de libertação pelo seu tamanho reduzido. As micropartículas situam-se na gama de 11000 µm, enquanto as nanopartículas têm menos de 1 µm.

SISTEMAS DE TRANSPORTE POLIMÉRICOS

Os sistemas poliméricos podem ser utilizados com sucesso para administrar pequenas doses de FGs a taxas de dose definidas diretamente nas células alvo. Os sistemas de transporte poliméricos desenvolvidos a partir de polímeros naturais ou sintéticos biodegradáveis e biocompatíveis podem ser utilizados para a libertação controlada de moléculas bioactivas em aplicações de engenharia da dentina-polpa.

Um sistema de administração de polímeros tecnicamente simples envolveu a mistura de FGs num gel de albumina, criando uma das primeiras investigações relatadas sobre a administração de FGs numa matriz de polímeros. [Desde então, o número e a complexidade das construções disponíveis aumentaram para incluir hidrogéis, microesferas e andaimes tridimensionais e porosos. As principais vantagens do uso de substrato polimérico para sistemas de transporte de FGs são: (1) Os FGs encapsulados podem ser protegidos da degradação, (2) Facilitam a libertação localizada e sustentada de FGs, assegurando a disponibilidade de concentrações críticas de FGs ao longo das fases de regeneração dos tecidos. (3) Podem servir como suportes que imitam a MEC ou fornecem um suporte estrutural que permite o crescimento dos tecidos durante a regeneração dos mesmos.

Estes materiais poliméricos requerem processamento para criar arquitecturas porosas uniformes e bem distribuídas, o que determinaria a taxa de degradação do polímero, a resistência mecânica e o grau de aprisionamento do FG. Os polímeros naturais, como o colagénio, o ácido hialurónico, o alginato e o quitosano, são materiais biopoliméricos que têm sido aplicados na engenharia de tecidos da polpa dentinária. Estes biomateriais apresentam propriedades favoráveis, incluindo biocompatibilidade, degradabilidade e características químicas. Os polímeros naturais são utilizados para a administração de FG sob várias formas, tais como suportes 3D porosos, hidrogéis e nano/micropartículas para libertação controlada.

SISTEMAS DE DISTRIBUIÇÃO DE POLÍMEROS NATURAIS

1. **Colagénio:** O principal componente da macromolécula da MEC, é um dos polímeros naturais mais estudados para estruturas de engenharia de tecidos. As estruturas de colagénio carregadas com vários FGs foram testadas em procedimentos endodônticos regenerativos. Foi demonstrado que quando a BMP-2 foi administrada utilizando uma esponja de colagénio num dente canino, formou-se um tecido mineralizado semelhante à osteodentina contendo osteodentinócitos incorporados[65]. [65] Outros estudos aplicaram o colagénio como transportador de BMP-7 em dentes expostos para obter dentina reparadora, ponte completa de defeitos e manutenção da vitalidade da polpa radicular. [66,67] A aplicação de uma membrana de colagénio para transportar a proteína-1 da matriz dentinária (DMP-1) no local de exposição da polpa em molares de ratos mostrou que as células mesenquimatosas indiferenciadas têm o potencial de regenerar

tecido semelhante à dentina. [68]

2. **O ácido hialurónico (AH)**: um polissacárido natural que constitui o principal componente extracelular do tecido conjuntivo, é amplamente utilizado na engenharia de tecidos. É um biomaterial biocompatível com baixo potencial imunogénico que desempenha um papel essencial na cicatrização de feridas. O AH degrada-se rapidamente *in vivo*, mas possui uma fraca resistência mecânica. A HA tem sido aplicada sob a forma de hidrogéis em diferentes aplicações de regeneração de tecidos, no entanto, a sua aplicação na regeneração da polpa dentária é limitada. Num estudo realizado por Almeida *et al*, foi desenvolvido um sistema de hidrogel de ácido hialurónico/ lisado de plaquetas fotocrosslinkável, modificando o AH com anidrido metacrílico e curando-o por exposição à luz UV para criar um hidrogel para reparação da polpa dentária. Após a indução odontogénica, o grupo do ácido hialurónico/lisado de plaquetas apresentou os depósitos de cálcio mais abundantes com um aumento da atividade metabólica e da proliferação de hDPSCs em todos os momentos (7, 14 e 21 dias). [69]

3. **Alginato:** um polissacárido de origem natural, tem sido amplamente utilizado na regeneração de tecidos como material de suporte. Os hidrogéis de alginato fornecem uma matriz adequada na qual pode ocorrer a regeneração dentária. O hidrogel de alginato foi carregado com TGF-β1 para a regeneração do complexo dentina-polpa.

Hidrogéis de alginato contendo TGF-β1 e tratados com ácido

com
promoveu a diferenciação de células semelhantes a odontoblastos

formação da matriz dentinária tubular. [70]

4. **Quitosano:** um polissacárido derivado da N-desacetilação da
quitina, o segundo biopolímero natural mais abundante depois da
celulose, tem múltiplas aplicações e actividades biológicas. Estas
incluem a biocompatibilidade, a biodegradabilidade em subprodutos
não tóxicos e propriedades antimicrobianas. O quitosano tem
também semelhanças estruturais com os glicosaminoglicanos, que
consistem numa cadeia longa, não ramificada, com unidades
dissacarídicas repetidas, que desempenham um papel crucial na
modulação das actividades celulares/bioatividade. É amplamente
estudado como um transportador eficaz para fornecer GFs em
medicina regenerativa. Wu *et al.* realizaram um estudo para
investigar um hidrogel de quitosana/β-glicerofosfato (CS/β-GP) como
um sistema de libertação sustentada de VEGF e avaliaram os seus
efeitos nas células estaminais da polpa dentária (DPSCs). [71]
Verificaram que o hidrogel VEGF/CS/β-GP pode libertar
continuamente VEGF que leva a promover a diferenciação
odontogénica de DPSCs melhor do que apenas VEGF, destacando
assim a sua potencial aplicação como material de capeamento da
polpa.

Apesar da investigação em curso para ultrapassar as limitações da utilização de polímeros naturais como sistemas de administração de FG, os principais desafios que subsistem são (1) a variabilidade de lote para lote, (2) a potencial imunogenicidade, (3) a inativação dos FG induzida pela esterilização e funcionalização e (4) os custos de fabrico.

SISTEMAS DE DISTRIBUIÇÃO DE POLÍMEROS SINTÉTICOS

Os polímeros sintéticos são aplicáveis à administração de FG, principalmente devido ao seu processamento simples e às suas propriedades físicas, químicas e mecânicas, que podem ser especificamente ajustadas para diferentes aplicações. No entanto, as preocupações relacionadas com a sua aplicação incluem a resposta inflamatória, a degradação em massa, a fraca depuração de polímeros de elevado peso molecular e a formação de subprodutos ácidos. As matrizes sintéticas são normalmente processadas para formar andaimes sólidos, pequenas partículas ou hidrogéis, dependendo das propriedades mecânicas e de degradação e da via de administração exigida do veículo para a aplicação específica. Os andaimes sólidos requerem normalmente uma administração mais invasiva, enquanto os hidrogéis (sintéticos ou naturais) ou as pequenas partículas podem ser utilizados como matrizes injectáveis. As matrizes de hidrogel sintético são polímeros hidrossolúveis reticulados, que incham para formar um gel na presença de água; exemplos incluem o poli(álcool vinílico) (PVA) e o poli(etilenoglicol) (PEG).

1. **Poli(ácido lático-co-glicólico) (PLGA):** É um polímero que pertence à família dos poliésteres, sintetizado a partir da policondensação

(PLGA de baixo MW) e da polimerização por abertura do anel (PLGA de alto MW) de monómeros cíclicos de lactido e glicolido. Está disponível em diferentes MWs e copolímeros

monómeros. A taxa de degradação é reduzida com o aumento do teor de monómero glicolídeo. A degradação do PLGA ocorre através da hidrólise das suas ligações éster na água. O copolímero de PLGA hidrolisa-se em dois monómeros, o ácido lático e o ácido glicólico, que são facilmente metabolizados pelo organismo e exercem uma citotoxicidade sistémica mínima. Entre os polímeros sintéticos, o PLGA oferece muitas propriedades atractivas, incluindo biodegradabilidade, métodos de formulação simples e funcionalização da superfície para a libertação sustentada e direccionada de vários agentes farmacêuticos. É amplamente utilizado na libertação de fármacos devido à sua biocompatibilidade e baixa toxicidade. A implantação subcutânea de SCAP / DPSC semeadas em PLGA resultou na formação de um tecido semelhante à polpa e na deposição num modelo de canal radicular. [72] As microesferas de PLGA foram testadas para a libertação controlada de TGF-β1 e FGF-2 numa cultura de células da polpa humana classificadas como STRO-1. A libertação de FGF continuou durante 21 dias e foi observado um aumento da migração celular com a libertação prolongada de TGF-β1. [73] As células estaminais de dentes decíduos esfoliados humanos (SHED) semeadas num suporte de ácido poli-L-lático (PLLA) indicaram a viabilidade da engenharia de tecido pulpar bem vascularizado num modelo animal. [74]

2. **<u>POLICAPROLACTONA (PCL)</u>:** é um poliéster alifático linear fabricado a partir de polímeros de abertura de anel de e-caprolactona. O PCL é um polímero termoplástico e hidrofóbico, que é amplamente utilizado em andaimes, suturas e pensos para feridas, bem como na engenharia de tecidos. O PCL é mecanicamente fraco, pelo que foram utilizadas cargas como a celulose, a hidroxiapatite e os nanomateriais de carbono para melhorar as suas propriedades mecânicas. O PCL oferece biocompatibilidade, degradação lenta, elevada permeabilidade e excreção total do corpo, daí a sua utilização como sistema de entrega a longo prazo de biomoléculas e agentes farmacêuticos. O PCL foi testado para a administração de NGF, FGF e TGF. Os FGs em sistemas de administração de PCL foram geralmente carregados por aprisionamento direto ou por um método de adsorção indireta, resultando numa libertação rápida seguida de uma libertação sustentada. O Capronor é um produto comercial à base de PCL.

3. **<u>POLIETILENO GLICOL) (PEG)</u>:** É um polímero hidrofílico inerte que consiste em grupos de poliéteres, que apresentam fortes ligações de hidrogénio às moléculas de água. O PEG está disponível em diferentes geometrias e hidrofilias e pode ser acoplado a grupos hidrofóbicos para produzir um tensioativo não iónico. A viabilidade

clínica do PEG é aumentada pela modificação da superfície com vários grupos funcionais, tais como grupos RGD, mono ou di acrilato (reticuláveis por luz UV). Além disso, o PEG pode ser facilmente combinado com outros biomateriais, como a heparina, a fibrina, o diacrilato de poli (ácido lático) e o PLGA. O PEG foi também preparado sob a forma de hidrogel, microgel e nanopartículas em microgel, fabricado através de um dispositivo microfluídico com um agente reticulante. Os GFs são carregados principalmente pelo método de aprisionamento e resultam numa libertação controlada pela clivagem enzimática do gel.

4. **<u>VitroGel 3D:</u> O** hidrogel de polissacarídeo sintético, VitroGel 3D, foi recentemente avaliado como um potencial suporte injetável de SCAP por Xiao *et al.* [75] O sistema VitroGel 3D promoveu a proliferação e diferenciação de SCAP.

<u>MATERIAIS INORGÂNICOS</u>

Os materiais inorgânicos possuem uma elevada resistência à compressão e biodegradabilidade, mas carecem de mecanismos intrínsecos para a libertação controlada de FGs. A adsorção física de FGs nas superfícies destes suportes é ineficaz para a sua libertação controlada. Recomenda-se a conjugação química dos FGs à superfície do material ou o encapsulamento dos FGs aquando da utilização de compósitos inorgânicos.

O cimento de ionómero de vidro de quitosano-fluoroaluminossilicato com

TGF-β1 demonstrou aumentar a mineralização durante 21 dias em células da polpa dentária humana. [76] Este material de substrato exibiu um melhor potencial para reter a bioatividade do TGF-β1 do que o cimento de ionómero de vidro convencional.

ESTRATÉGIAS DE ENTREGA

Os FG podem ser incorporados nos sistemas de libertação de polímeros de várias formas diferentes. Dependendo do método de incorporação, a taxa de libertação do FG pode ser controlada por processos que incluem a difusão do fator, a erosão ou degradação do polímero, o inchaço do polímero seguido de difusão, o fenómeno de humedecimento por osmose ou a dissolução.

Várias estratégias de administração direta de FG podem ser categorizadas com base na associação do fator de crescimento com o material polimérico.

1. Encapsulamento físico/imobilização de GFs:

O método mais simples de encapsular os FGs numa matriz polimérica 3D consiste em misturar os factores nos polímeros antes da sua gelificação ou solidificação. Nos hidrogéis, os factores de crescimento e outras moléculas bioactivas são normalmente encapsulados antes da gelificação, e as suas propriedades de encapsulamento e transporte através e fora do gel são controladas pela densidade de reticulação e estabilidade da rede de polímeros. Esta abordagem tem a vantagem de as propriedades optimizadas dos suportes não serem substancialmente afectadas pela presença de factores, e a bioatividade dos FGs pode ser mantida durante a sua incorporação. Por exemplo, Murphy *et al.* desenvolveram andaimes de PLGA encapsulados com VEGF, introduzindo o FG num processo de espumação de gás/lixiviação de partículas e demonstrando que o VEGF libertado dos andaimes de polímero era mais de 70% ativo durante 12 dias. [77] Este encapsulamento direto de FG pode ser obtido por impregnação, difusão da matriz pré-formada em volumes muito pequenos de soluções de FG ou imersão da matriz numa solução de FG.

No entanto, esta abordagem de incorporação é ineficaz, uma vez que apenas uma pequena fração de GFs pode ser ligada neste sistema e os GFs têm perfis de libertação imprevisíveis. As moléculas encapsuladas movem-se através da rede de malha do gel reticulado por uma combinação de mecanismos de difusão e degradação. Quando o diâmetro hidrodinâmico das moléculas dispersas é inferior à dimensão média da malha, a libertação ocorre por difusão; quando a dimensão molecular se aproxima da dimensão da malha, a libertação é controlada pela degradação hidrolítica ou enzimática da espinha dorsal do polímero ou das ligações cruzadas. Estes géis libertam pelo menos 60% da proteína incorporada nas primeiras 6 horas. Esta libertação rápida de uma quantidade significativa de fator, seguida de um curto período de libertação a uma taxa mais baixa até ao esgotamento do sistema, é típica de muitos sistemas. Para alterar estes perfis de libertação, a densidade de ligação cruzada do gel pode ser modificada alterando a quantidade de água durante a ligação cruzada, alterando a quantidade de agente de ligação cruzada, introduzindo ligações duplas adicionais, diminuindo o peso molecular do monómero ou incorporando grupos reactivos adicionais. As interacções de ligação secundária entre o FG e o polímero também podem ser exploradas para regular a eficiência do carregamento, a estabilidade e a taxa de libertação. Do mesmo modo, a introdução de cargas positivas controla a libertação de proteínas com carga negativa e a incorporação de segmentos hidrofóbicos promove a adsorção reversível de proteínas encapsuladas para uma libertação lenta. Além disso, é possível encapsular os FGs em partículas sólidas que são depois misturadas com polímeros para serem gelificadas; a libertação é então controlada pela difusão e degradação dos dois sistemas.

As abordagens de processamento que utilizam CO_2 a alta pressão podem ser menos prejudiciais para as proteínas. Neste processo, o CO_2 a alta pressão ou supercrítico é aplicado sob pressão para plastificar o polímero até ao ponto em que este pode fluir. A despressurização subsequente diminui a solubilidade do gás no polímero e gera núcleos. Estes núcleos crescem para formar os poros na espuma e o polímero expande-se e encapsula a proteína. Quando o CO_2 sai, o polímero torna-se novamente vítreo (vitrificação), levando à formação de estruturas porosas sólidas. Este processo não utiliza solventes orgânicos que podem danificar os FGs, e tem sido utilizado com sucesso para a libertação de uma variedade de FGs, incluindo o VEGF para a engenharia de tecidos ósseos e angiogénese.

A electrospinning é outro processo comum utilizado para formar andaimes fibrosos porosos com fibras de vidro a partir de uma combinação de polímeros sintéticos e naturais, incluindo colagénio, fibrinogénio, PLGA e PLA. Nesta técnica, as fibras de polímero em nanoescala são depositadas numa placa coletora através da ação de um campo elétrico. Uma fieira coaxial pode ser utilizada para depositar a fibra juntamente com uma solução proteica para fabricar andaimes de fibra revestidos com proteínas, minimizando a perda da quantidade e integridade das proteínas.

2. Imobilização de factores de crescimento na matriz:

Uma vez que o simples encapsulamento físico da proteína durante o fabrico pode resultar numa retenção ineficaz da proteína estável e numa libertação mal controlada, foi estudada a imobilização da proteína na matriz. As proteínas podem ser imobilizadas através de adsorção física, ligação química ou associação secundária. A adsorção física envolve a formação de complexos iónicos ou interacções electrostáticas entre grupos com cargas opostas nos GF e cadeias de polímeros no substrato. A ligação química ocorre por ligação covalente através de um grupo reativo e a associação secundária refere-se à associação reversível/irreversível com o substrato através de um grupo intermédio, por exemplo, heparina ou um péptido proteoliticamente ativo. As estratégias de imobilização covalente impedem a internalização da proteína pelas células, a menos que a ligação seja quebrada, enquanto os métodos de imobilização por adsorção física e associação secundária permitirão presumivelmente que as células internalizem o GF.

No caso das matrizes poliméricas sólidas, a imobilização da proteína é normalmente efectuada através de um revestimento superficial, enquanto que no caso dos hidrogéis a incorporação da proteína ocorre normalmente em todo o polímero. O perfil de libertação do FG em todos os casos é regulado pela degradação da matriz, pela taxa de dissociação do polímero e do FG e pelas características de difusão do FG. No caso de andaimes porosos sólidos, a superfície é normalmente funcionalizada através de adsorção física por imersão numa solução proteica. Isto pode resultar em perfis de libertação pouco controlados e imprevisíveis, mas o revestimento da superfície pode ser melhorado para uma libertação mais controlada, fazendo uma emulsão de proteína e polímero e fazendo-a penetrar na estrutura porosa. Esta técnica forma uma camada homogénea (poucos microns de espessura) de polímero que encapsula a proteína em toda a superfície e pode ser modificada para revestir também com várias proteínas.

Os FGs podem também ser conjugados covalentemente com os polímeros através de grupos funcionais como os grupos hidroxilo, amino ou carboxilo e, para a maioria dos polímeros, estes grupos funcionais têm de ser introduzidos por mistura, copolimerização, tratamento químico ou físico. Isto permite uma libertação a mais longo prazo do que a obtida através do encapsulamento físico e oferece um maior controlo sobre a distribuição espácio-temporal. Por exemplo, demonstrou-se que o EGF conjugado covalentemente é mais eficaz para provocar uma resposta celular do que o equivalente adsorvido fisicamente em concentrações de superfície comparáveis. [78] Além disso, verificou-se que o TGF-β2 recombinante, quando ligado covalentemente ao colagénio fibrilar através de um ligante PEG difuncional, era mais prolongado e estabilizado nos seus efeitos, tanto *in vivo* como *in vitro*. [79] Os andaimes de PLGA fabricados por uma técnica de espumação de gás/lixiviação de sal foram conjugados covalentemente com heparina para libertação controlada de GFs de ligação à heparina, como o bFGF e a BMP-2. Quando o GF está quimicamente ligado aos biomateriais, a sua taxa de dessorção é controlada pela clivagem enzimática ou hidrolítica da ligação química que o enxerta na matriz, facilitando o estabelecimento de múltiplos modelos de libertação para GFs, tais como perfis de libertação de proteínas lineares, pulsáteis ou sequenciais. Além disso, a ligação covalente pode prolongar a disponibilidade dos FGs e reduzir a quantidade de proteína necessária, aumentando assim potencialmente a eficiência terapêutica dos biomateriais para uma melhor regeneração dos tecidos a custos reduzidos.

Muitos FGs, como a BMP-2, BMP-7, VEGF, PDGF e FGF-2, interagem especificamente com o sulfato de heparina da MEC. Por conseguinte, vários biomateriais foram decorados com heparina ou moléculas heparina-sulfatemiméticas, sequestrando a capacidade de ligação à heparina dos FGs para melhorar a sua administração. Por exemplo, Jha *et al.* desenvolveram uma série de hidrogéis à base de ácido hialurónico funcionalizados com heparina e investigaram o efeito do peso molecular (MW) da heparina e da sua concentração relativa na eficiência de carga e no comportamento de retenção do TGFβ1. Os resultados demonstraram que a heparina de alto peso molecular facilitou o carregamento e a retenção do TGFβ1 e apresentou a cinética de libertação mais lenta, o que se deveu principalmente à sua maior afinidade pelo TGFβ1 em comparação com a heparina de baixo peso molecular. Mais importante ainda, a ligação do GF aos hidrogéis decorados com heparina de alto MW induziu uma diferenciação mais robusta das células estaminais em células endoteliais, o que estimulou ainda mais a formação de redes vasculares no interior dos hidrogéis. [80] No entanto, uma das limitações da imobilização covalente é o controlo do local específico de ligação (por exemplo, as proteínas de grandes dimensões têm normalmente muitos grupos funcionais capazes de participar em reacções), a fim de manter o acesso à região de ligação celular. Além disso, a ligação química pode levar a modificações permanentes do fator de crescimento que causam a perda de bioatividade. No caso da imobilização em matrizes sólidas, uma limitação pode ser que apenas uma camada superficial do fator numa concentração limitada pode ser fornecida.

3. Auto-montagem camada a camada:

Embora a adsorção direta de FGs em substratos tenha sido a primeira abordagem para a administração de múltiplos FGs, revelou-se difícil regular as taxas de libertação de múltiplos FGs de forma programável. Por conseguinte, podem ser utilizadas estratégias alternativas através da incorporação de vários estratos, desde o topo até à base da estrutura, tais como revestimentos de duas ou três camadas, para o controlo espacial e temporal da libertação de FGs no tecido. O método, conhecido como abordagem Layer-by-Layer (LbL), baseia-se frequentemente em interacções electrostáticas entre polielectrólitos de carga oposta e FGs para depositar revestimentos de polímeros funcionais em superfícies de composição e forma variáveis. A utilização da biotecnologia multicamada permite a conceção de veículos de FGs com taxas de libertação ideais para imitar os perfis de FGs normalmente presentes durante vários tipos de regeneração de tecidos. Por exemplo, Hammond *et al.* prepararam pela primeira vez arquitecturas de tetracamadas através da técnica LbL para capturar e libertar FGs à escala de microgramas durante um período de várias semanas, o que resultou numa estimulação defeituosa do comportamento das células hospedeiras *in vivo [81]*. [81] A arquitetura LbL foi criada num suporte 3D (superfície de vidro) que foi repetidamente mergulhado (100 vezes) com unidades de tetralayer constituídas por (1) poli(β-aminoéster) (polímero com carga positiva), (2) sulfato de condroitina (polissacárido com carga negativa), (3) BMP-2 (proteína com carga positiva) e (4) sulfato de condroitina. Os resultados *in vitro* mostraram que 80% da BMP-2 foi libertada ao longo de 2 dias (com uma libertação mínima) e que a libertação sustentada dos restantes 20% de FGs encapsulados ocorreu ao longo de um período de aproximadamente 2 semanas. [81]

4. Administração baseada em micropartículas e nanopartículas:

Os FG também podem ser carregados em partículas de micro ou nanoescala, que permitem uma administração minimamente invasiva no organismo, ou podem ser um componente de um sistema em macroescala. Os FG foram encapsulados em microesferas (1-100 mm) ou nanoesferas (1-100 nm) de polímero produzidas a partir de vários polímeros degradáveis e não degradáveis de origem sintética ou natural. O tamanho controla a taxa de libertação de proteínas devido a diferentes rácios superfície/volume e à absorção intracelular. Por exemplo, foi demonstrado que as partículas de 100 nm são absorvidas pelas células 2,5 vezes mais rapidamente do que as micropartículas com 1 mm de diâmetro. Estes sistemas de partículas podem ser modificados para fornecer múltiplos FGs, cada um com perfis de libertação distintos. Além disso, as microesferas podem ser fundidas para formar andaimes de engenharia de tecidos ou incorporadas na fase de processamento do polímero para formar um andaime composto. A fase inicial de encapsulamento em micro ou nanopartículas pode proteger as proteínas dos extremos químicos e físicos das condições subsequentes de processamento do suporte.

Os polímeros utilizados para formar micropartículas e nanopartículas dividem-se normalmente em duas categorias

(i) Partículas poliméricas lipofílicas formadas por métodos de extração com solventes utilizando polímeros sintéticos como polímeros de poli (lactido-co-glicolido), poliacrilatos e policaprolactonas.

(ii) Partículas hidrofílicas formadas por reticulação química em fase aquosa a partir de polímeros naturais como a albumina, a gelatina, o alginato, o colagénio e o quitosano. **(Fig. 6)**

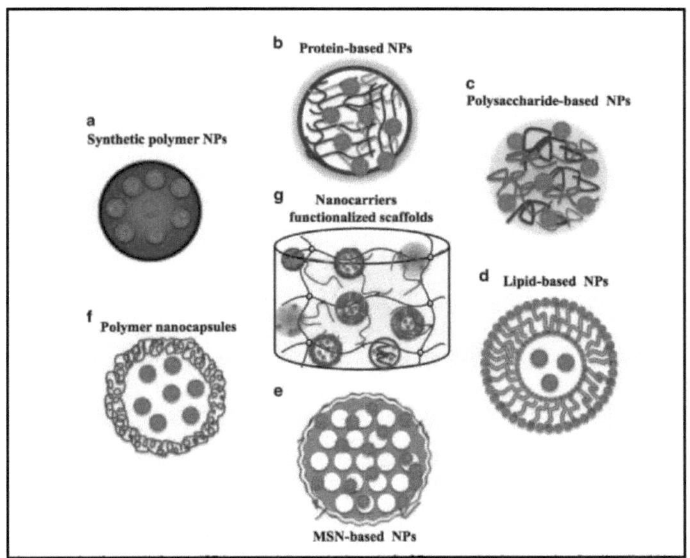

Figura 6- Nanocarreadores múltiplos para encapsulamento e libertação de factores de crescimento (GFs) (a-f), biomateriais funcionalizados com nanocarreadores encapsulados com GFs (g).

(**Cortesia-** Wang Z, Wang Z, Lu WW, Zhen W, Yang D, Peng S. Novas estratégias de biomateriais para a entrega controlada de factores de crescimento para aplicações biomédicas. NPG Asia Materials 2017)

As partículas poliméricas lipofílicas têm a vantagem de manter a libertação do FG encapsulado durante um período de dias a várias semanas, em comparação com as partículas hidrofílicas, que normalmente têm uma duração relativamente curta de libertação do FG. Contudo, os polímeros lipofílicos são, em geral, limitados pela utilização de solventes orgânicos e por condições de formulação relativamente mais rigorosas. Destes polímeros, os polilactídeos (PLA) e o PLGA têm sido os mais amplamente investigados. As micropartículas lipofílicas são fabricadas a partir de polímeros sintéticos através de um processo de extração por solventes. Estas microesferas foram incorporadas em hidrogéis, bem como em estruturas porosas sólidas, para proporcionar uma libertação controlada de FG. Uma vez que a libertação de proteínas dos suportes baseados em micropartículas depende da degradação das micropartículas e do suporte à sua volta, e da subsequente difusão do FG, o perfil de libertação é tipicamente mais sustentado e controlado, por oposição ao perfil de explosão predominantemente baseado na difusão para suportes com proteínas fisicamente encapsuladas. O perfil de degradação e a densidade de ligações cruzadas das cadeias poliméricas determinam as taxas de difusão, que também dependem de atributos como os pesos moleculares individuais dos polímeros, as proporções dos copolímeros, a cristalinidade e a hidrofilicidade. Por conseguinte, os perfis de libertação podem ser controlados através da modificação de qualquer uma destas propriedades, bem como do processo de fabrico. Por exemplo, a adição de um polímero PEG mais hidrofílico para formar microesferas de mistura PLGA/PEG permite atenuar a cinética de libertação dos FGs encapsulados.

A libertação de proteínas de microesferas lipofílicas num meio aquoso ocorre por um processo combinado de difusão/erosão. Enquanto a formulação da microesfera controla principalmente o tempo de indução necessário para ativar a libertação de proteínas a partir do interior da microesfera, a composição do suporte de polímero governa a libertação global. Foi utilizado um revestimento de PVA sobre microesferas de PLGA incorporadas num suporte de PLGA para proteger as proteínas encapsuladas dos solventes orgânicos durante o fabrico do suporte, sem o qual as microesferas poderiam dissolver-se prematuramente e libertar os GFs encapsulados no suporte.

O fornecimento duplo de FGs com perfis de libertação distintos utilizando andaimes derivados de microesferas também pode ser conseguido misturando polímero PLGA particulado e um FG com microesferas contendo um segundo FG pré-encapsulado antes da formação de espuma de gás para criar andaimes estruturalmente contínuos. Esta abordagem permitiu a administração de múltiplos FGs com uma taxa de libertação distinta para cada fator. As microesferas de PLGA também foram utilizadas para a administração de rhBMP-2 num sistema composto de material inorgânico com cimento de fosfato de cálcio.

As micropartículas hidrofílicas baseiam-se em polímeros naturais reticulados quimicamente em solução aquosa (por exemplo, gelatina reticulada). Neste caso, a proteína é retida nas partículas de gelatina principalmente devido a interacções de carga e a sua libertação ao longo do tempo depende da degradação e da reticulação das micropartículas. A preparação destas microesferas de hidrogel biodegradáveis é um processo em duas fases - formação de microesferas não reticuladas a partir de gelatina, com base na sua natureza de gelificação inerente a baixas temperaturas, e a subsequente reticulação com glutaraldeído (GA), seguida de imersão numa solução GF para permitir a absorção do fator. As micropartículas de gelatina têm sido utilizadas para a administração sustentada de TGF-β1 a partir de hidrogéis à base de oligo(poli(etilenoglicol)fumarato) (OPF). Estes sistemas também foram utilizados para a libertação dupla de IGF-1 e TGF-β1, carregando estes GFs separadamente na fase de hidrogel OPF ou em micropartículas de gelatina. Os perfis de libertação podem ser manipulados alterando a fase em que cada GF é carregado e alterando a extensão da reticulação das micropartículas. Em alternativa, a degradação da gelatina pode ser controlada por clivagem enzimática para regular as taxas de libertação. Um hidrogel compósito feito de esponja de colagénio e microesferas de gelatina contendo bFGF foi utilizado para a regeneração de tecidos periodontais. [82]

Nanopartículas (NPs) de polímeros sintéticos: Os polímeros sintéticos incluem polilactida (PLA), poliglicolida (PGA) e copolímeros de PLGA, que são adequados para o fabrico de NPs para controlar a libertação de GF devido ao seu perfil de segurança estabelecido, à longa história de aplicações clínicas e ao padrão de degradação bem compreendido. Entre os diferentes polímeros sintéticos desenvolvidos para fabricar NPs poliméricas, o PLGA é um dos polímeros sintéticos utilizados com maior sucesso. Vários métodos, como a evaporação de emulsão-solvente (emulsão simples e dupla), separação de fases, emulsificação-difusão de solvente, deslocamento de solvente, diálise e secagem por pulverização, têm sido amplamente aplicados na síntese bem sucedida de NPs de PLGA. Além disso, os GF diretamente adsorvidos em hidrogéis ou suportes tendem a apresentar uma libertação rápida a curto prazo devido à arquitetura de poros abertos e à exposição dos GF ao ambiente biológico, o que enfraquece a bioatividade dos GF. Como abordagem indireta, as NPs carregadas com FGs constituem uma abordagem eficaz para a libertação controlada de FGs a partir de células estaminais de suportes para aplicações de engenharia de tecidos moles.

Os nanocarreadores (NPs) à base de lípidos para a libertação controlada de FG foram desenvolvidos como transportadores avançados para a libertação de fármacos devido às suas excelentes propriedades anfifílicas, que provêm de uma ou mais bicamadas de fosfolípidos e facilitam o aprisionamento de fármacos lipofílicos. As NPs à base de lípidos são geralmente consideradas biocompatíveis e não tóxicas porque são preparadas com fosfolípidos derivados das membranas celulares dos mamíferos. As três principais configurações de NPs à base de lípidos são os lipossomas, as partículas lipídicas sólidas (SLN) e os transportadores lipídicos nanoestruturados (NLC).

Os lipossomas são transportadores fechados formados por bicamadas de fosfolípidos hidratados que envolvem um núcleo aquoso, o que confere aos lipossomas propriedades anfifílicas e a capacidade de reter fármacos hidrofílicos e hidrofóbicos. Os lipossomas podem proteger a atividade das biomoléculas contra uma série de condições ambientais, incluindo pH extremo, força iónica e temperatura. Por conseguinte, foram desenvolvidos vários lipossomas como transportadores de EGF para a cicatrização de feridas e a reparação óssea. Foram preparados lipossomas magnéticos com BMP-2 ou TGF-β1 incorporados para melhorar o osso após injeção tópica [83]. [83] As NPs tinham um tamanho médio de ~ 100 nm com uma eficiência de encapsulação de aproximadamente 20% para BMP-2 e TGF-β1 nos lipossomas. Os resultados confirmaram que ambos os tipos de GF encapsulados nos lipossomas magnéticos pareciam ser libertados cumulativamente no local alvo durante um período prolongado. [84] Os lipossomas também apresentam várias desvantagens, como a formação de agregados de partículas em condições aquosas e o derrame do seu conteúdo a curto prazo, uma vez que os lípidos insaturados são susceptíveis de dissociação enzimática. Para resolver estes problemas, os revestimentos de polímeros nos lipossomas constituíram uma solução eficaz. Em geral, os lipossomas têm uma eficiência de carga relativamente baixa para os FGs devido à incompatibilidade dos lípidos com as proteínas, o que constitui o principal obstáculo à utilização generalizada dos lipossomas para a administração de FGs.

A administração de fármacos sensíveis à temperatura é um dos nanocarreadores sensíveis a estímulos mais amplamente investigados, e estes nanocarreadores podem ser combinados para formar sistemas de administração de fármacos duplos em concentrações programáveis para tempos específicos. A poli(N-isopropilacrilamida) (PNIPAM) e os seus derivados tornaram-se os polímeros sintéticos mais estudados em aplicações biomédicas devido às suas temperaturas críticas de solução mais baixas, que são próximas das condições fisiológicas e, por conseguinte, adequadas para mediar a libertação de FG *in vivo*. Kose *et al.* sintetizaram nanocarreadores de PNIPAM e PLGA para a encapsulação de IGF-I e TGF-β1, respetivamente.

FACTORES-CHAVE DE CRESCIMENTO EM ENDODONTIA

1. Fator de crescimento transformador - beta

2. Proteínas morfogenéticas ósseas

3. Factores de crescimento semelhantes à insulina

4. Factores de crescimento de fibroblastos

5. Fator de crescimento derivado de plaquetas

6. Fator de crescimento endotelial vascular

1. A FAMÍLIA DO FACTOR DE CRESCIMENTO TRANSFORMADOR-β

O fator de crescimento transformador β (TGF-β) é um fator multifuncional, que representa uma grande família de GFs com diversas actividades. O termo "multifuncional" implica que o TGF-β pode estimular a proliferação e o crescimento celular ou inibir a proliferação e o crescimento celular, ou ter inúmeras outras acções. O TGF-β é o protótipo de uma superfamília de factores de crescimento, diferenciação e morfogénese. A família TGF-β humana inclui trinta e três genes que codificam citocinas secretadas homodiméricas ou heterodiméricas. Os membros da família receberam uma variedade de nomes com base na história da sua identificação molecular e incluem duas formas de inibina (uma proteína gonadal que suprime a secreção hipofisária da hormona folículo-estimulante), três formas de activina (outra proteína gonadal que estimula a secreção da hormona folículo-estimulante), as proteínas morfogenéticas ósseas (BMPs), os factores de diferenciação do crescimento (GDFs), a substância inibidora mülleriana (uma proteína que causa a regressão dos rudimentos femininos no sistema reprodutor masculino em desenvolvimento), o fator nodal e os TGF-βs. [85]

Síntese, latência e ativação do TGF-β:

À semelhança de todas as outras proteínas secretadas, o TGF-β é sintetizado por ribossomas ligados ao retículo endoplasmático rugoso da maioria das células, onde a remoção do curto péptido sinal N-terminal permite a dobragem da proteína, a glicosilação e o processamento em etapas biossintéticas subsequentes durante o transporte do retículo endoplasmático para o aparelho de golgi. A dobragem da proteína TGF-β está intimamente ligada à formação de ligações dissulfureto intermoleculares, duas na região N-terminal que mais tarde se tornará o longo prodomínio e uma na região C-terminal. A dimerização através da ligação dissulfureto é seguida da clivagem proteolítica dos polipéptidos por proteases da família das furinas, resultando na formação de um propeptídeo longo dimérico N-terminal e ligado por dissulfureto, também conhecido como peptídeo associado à latência (LAP), e de um polipéptido curto dimérico C-terminal ligado por dissulfureto, também conhecido como TGF-β maduro. As duas partes do TGF-β, geradas após a clivagem proteolítica, o LAP e o TGF-β maduro, permanecem associadas entre si e formam a forma latente do ligando, frequentemente designada por grande complexo latente, em que latência significa ausência de atividade biológica direta na ausência de processamento posterior. A análise estrutural da forma latente do TGF-β elucidou o mecanismo molecular pormenorizado através do qual o LAP cobre diretamente os aminoácidos críticos do dímero C-terminal que são posteriormente utilizados para a interação com os receptores de sinalização, conferindo assim a inativação do dímero C-terminal, quando reunido como um complexo latente. Muitos estudos demonstraram que o TGF-β é segregado por praticamente todos os tipos de células numa forma biologicamente inativa[86,87,88]. [86,87,88] A latência biológica parece dever-se a uma incapacidade de se ligar ao recetor do TGF-β. No laboratório, esta forma latente foi geralmente activada por acidificação transitória, embora os agentes alcalinos ou caotrópicos também possam ativar, sugerindo que o processo pode envolver a rutura de um complexo não covalente. [8990] Embora o complexo latente possa ser ativado *in vivo* por exposição a microambientes ácidos, como os que se encontram na vizinhança do osteoclasto ou na cicatrização de feridas, parece mais provável que seja ativado pela ação de proteases exógenas que perturbam a estrutura quaternária do complexo. Assim, a plasmina e a catepsina D podem ativar o TGF-beta latente *in vitro*. [91] Uma vez que o recetor celular para o TGF-β parece ser essencialmente expresso de forma universal e constitutiva, a especificidade do alvo da ação do TGF-β pode ser determinada pela capacidade de uma célula ativar o complexo latente, e a ativação pode ser um passo regulador crítico na ação do TGF-β. Assim, por exemplo, as plaquetas libertam o TGF-β na sua forma latente. Isto pode constituir um mecanismo ideal para permitir uma ação sustentada do TGF-β durante o stress ou a lesão, uma vez que a duração da ação de muitas hormonas peptídicas é muito curta se não estiverem protegidas por uma proteína de ligação. **(Fig. 7)**

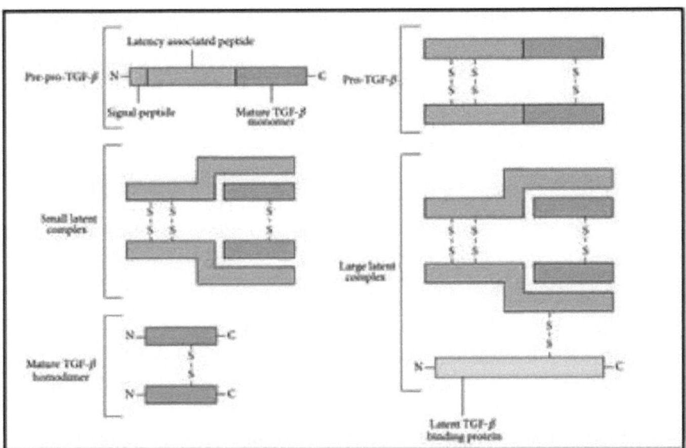

Figura 7- Representação esquemática das diferentes formas de TGF-β
que ocorrem durante a síntese, secreção e ativação.

(Cortesia- Poniatowski LA, Wojdasiewicz P, Gasik R, Szukiewicz D.
Transforming growth fator Beta family: insight into the role of growth
factors in regulation of fracture healing biology and potential clinical
applications. Mediators Inflamm 2015)

Estrutura do TGF-β:

O TGF-β foi originalmente purificado até à homogeneidade a partir de
plaquetas humanas, placenta humana e rim bovino e identificado como um
péptido homodimérico com uma massa molecular de 25.000 D. A
sequência do clone de eDNA humano indica que o monómero é sintetizado
como o terminal COOH, 112 aminoácidos de um precursor de 390
aminoácidos. Existe uma identidade total de sequência entre as respectivas

sequências do monómero maduro humano, bovino e suíno[92] e existe uma única substituição de aminoácidos no péptido do rato. [93] A estrutura molecular do dímero de TGF-β foi determinada em alta resolução por cristalografia de raios X. O dímero tem uma conformação globular estendida, em vez de compacta; oito dos nove resíduos de cisteína em cada cadeia monomérica estão envolvidos num padrão invulgar e compacto de pontes dissulfureto intra-cadeia, denominado "nó TGF-β"; e existe apenas uma única ponte dissulfureto inter-cadeia, o que sugere que as interacções hidrofóbicas entre as duas cadeias são da maior importância para a estabilização do dímero. [94]

O TGF-β 2 é menos abundante do que o TGF-β 1, constituindo apenas 15-20% do total de TGF-β recuperado. O TGF-β 2 também mostra uma conservação notável da sequência, na medida em que ainda não foram encontradas diferenças nas respectivas sequências de TGF-β 2 bovino e suíno, apesar de ambos terem apenas 69% de homologia com os primeiros 36 resíduos do TGF-β de tipo I. Na maioria dos ensaios, as duas formas de TGF-β são funcionalmente indistinguíveis. No entanto, podem existir receptores separados para o TGF-β 1 e para o TGF-β2, alguns dos quais são reactivos cruzados.

Sinalização TGF-β:

Embora a família inclua muitos factores, que exibem acções biológicas específicas do tipo de célula e dependentes da fase de desenvolvimento, todos eles sinalizam através de vias de sinalização conservadas. Em muitas espécies, os TGF-βs medeiam uma gama diversificada de funções de sinalização embrionárias e adultas que proporcionam um controlo tecido-específico da diferenciação, da proliferação e da motilidade específica das células ou dos tecidos. Tal como em qualquer outra rede de sinalização, a regulação a vários níveis é de extrema importância para que as vias funcionem fisiologicamente e desempenhem a sua função normal. Para além disso, e mais frequentemente, os reguladores dedicados das vias da família TGF-β funcionam mal, quer devido à sua não-expressão, quer devido a mutações genéticas, o que leva a uma sinalização fraca ou, mais frequentemente, a uma sinalização aumentada pelo mecanismo de sinalização do TGF-β. Estas perturbações estão associadas ao aparecimento ou, em alternativa, a fases tardias de diferentes doenças que incluem perturbações fibróticas, condições inflamatórias crónicas e cancro.

Receptores para membros da família TGF-β:

Após a ativação e a libertação do TGF-β maduro da sua forma latente, a associação direta com receptores na membrana plasmática inicia a cascata de transdução de sinal que provoca acções biológicas nas células que respondem. Todos os tipos de células possuem receptores para os ligandos da família TGF-β em embriões em desenvolvimento e em animais jovens ou adultos, e estes receptores podem sinalizar através de uma atividade catalítica intrínseca ou podem atuar como coreceptores que facilitam ou proíbem a apresentação do ligando aos receptores de sinalização. Os receptores que apresentam uma atividade catalítica intrínseca são conhecidos por actuarem como proteínas quinases dependentes de ATP; apresentam uma especificidade na fosforilação principalmente de aminoácidos serina e treonina e, com uma eficiência mais fraca, podem fosforilar tirosinas em proteínas de substrato. Os próprios TGF-βs (TGF-β1, -β2, -β3) sinalizam através de um complexo recetor específico constituído por duas proteínas diferentes, o recetor TGF-β tipo II (TGF-βRII) e o recetor TGF-β tipo I (TGF-βRI, também conhecido como activin receptor-like kinase 5, ALK-5), expresso em todos os tipos de células. Nas células endoteliais, os ligandos do TGF-β1Z2Z3 podem também ligar-se a outro recetor do tipo I, conhecido por ActRL1/ALK-1.

A variedade de células humanas pode expressar cinco receptores de tipo II e sete receptores de tipo I, que, através da oligomerização, geram complexos receptores de sinalização que servem todos os ligandos da família alargada de TGF-β. As características estruturais destes receptores são conservadas ao longo da evolução e fazem dos receptores membros da grande família das proteínas transmembranares do tipo I. A sua parte N-terminal extracelular contém cadeias de hidratos de carbono ligadas a N, subdomínios específicos que reconhecem o ligando, seguidos pelo domínio transmembranar α-helicoidal. O domínio citoplasmático C-terminal divide-se num domínio juxtamembranar que desempenha frequentemente funções reguladoras, um domínio de proteína quinase que aceita

ATP e catalisa a fosforilação do substrato e uma cauda C-terminal que é maioritariamente curta, e em alguns receptores da família pode ser estendida muito mais tempo, fornecendo funções reguladoras adicionais.

O mecanismo central da transdução de sinal pelos receptores da família TGF-β segue um processo bem caracterizado de interacções e fosforilação mediada pelo recetor. Assim, o TGF-β associa-se primeiro a um TGF-βRII homodimérico, que actua como um recetor de alta afinidade, uma interação que provoca uma adaptação conformacional entre o ligando e o TGF-βRII, de modo a que se forme um novo local de ligação de alta afinidade para o TGF-βRI na interface do ligando e do TGF-βRII. Após o recrutamento de duas unidades de TGFβRI, a quinase do recetor de tipo II fosforila os resíduos de serina no subdomínio juxtamembranar do TGFβRI que é caracterizado por um motivo curto rico em glicina e serina, activando assim a quinase do recetor de tipo I. A ativação do TGF-βRI depende de dois eventos interligados: primeiro, uma alteração alostérica na conformação do recetor, que depois leva à dissociação da proteína chaperona e do regulador negativo FKBP12 (proteína de ligação ao FK506 de 12 quilodalton) do recetor de tipo I num segundo passo. Assim, o complexo recetor biologicamente ativo inclui um ligando dimérico e um complexo recetor hetero-tetramérico. Após a ativação, o TGFβRI fosforila os seus substratos; até hoje, apenas uma pequena família de proteínas foi identificada como substrato do recetor de tipo I, a família SMAD. Especificamente, o recetor do tipo I fosforila duas proteínas SMAD diferentes no caso do TGF-β, SMAD2 e SMAD3, ou três proteínas SMAD diferentes no caso das BMPs, SMAD1, SMAD5 e SMAD8. Este grupo de proteínas SMAD que são substratos da proteína cinase dos receptores de tipo I da família, são coletivamente conhecidas como SMADs activadas pelo recetor (R). As etapas de fosforilação do recetor do tipo I pelo recetor do tipo II e a subsequente fosforilação da R-SMAD são a caraterística mais central do mecanismo de sinalização pelos ligandos da família TGF-β. Os R-SMADs fosforilados irão então transmitir sinais a jusante do complexo recetor. **(Fig. 8)**

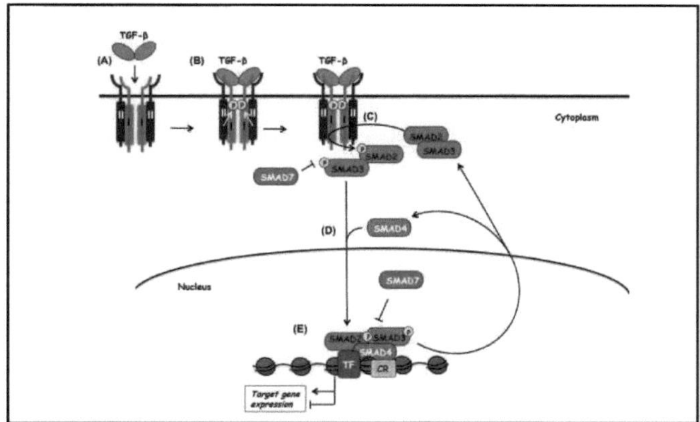

Figura-8: A via de sinalização do TGF-βZSMAD.

Durante os primeiros passos da sinalização do TGF-β, o ligando do TGF-β liga-se a um complexo heteromérico de receptores de tipo II e de tipo I (**A**). Após a ligação do ligando, o recetor de tipo II fosforila e ativa o recetor de tipo I (**B**). O recetor de tipo I ativado, por sua vez, fosforila e ativa as SMAD activadas pelo recetor (R-SMAD), SMAD2 e SMAD3 (**C**). O SMAD7 compete com os R-SMADs na interação com o recetor de tipo I, impedindo assim a ativação dos R-SMADs e a propagação adequada da sinalização. Os R-SMAD activados dissociam-se dos receptores de tipo I para formar um complexo com o mediador comum SMAD4 (**D**). O complexo trimérico transloca-se para o núcleo, onde se associa a factores de transcrição de ligação ao ADN de elevada afinidade e a proteínas de remodelação da cromatina, a fim de regular positiva ou negativamente a transcrição dos genes-alvo (**E**). O SMAD7 também pode inibir a atividade transcricional do complexo nuclear SMAD.

(**Cortesia-** Tzavlaki K, Moustakas A. TGF-β Signalling. Biomolecules 2020)

Sinalização SMAD: As proteínas SMAD são as principais moléculas efectoras na via de sinalização do TGF-β. Após a ligação do ligando e a transfosforilação pelo TGF-βRII, o TGF-βRI ativa a SMAD2 e a SMAD3 através da fosforilação em resíduos Ser específicos nas suas regiões C-terminais. Estes R-SMADs associam-se à proteína mediadora comum SMAD4 e formam complexos triméricos, que são depois transportados para o núcleo. Os complexos nucleares SMAD cooperam com factores de transcrição de ligação ao ADN, mas também com modificadores da cromatina, e podem regular positiva ou negativamente a expressão de genes que respondem ao TGF-β. Os R-SMADs, como efectores a jusante da sinalização do TGF-β, foram identificados pela primeira vez em Drosophila melanogaster, onde são conhecidos como proteínas Mad. De um modo geral, confirmou-se que a sinalização SMAD medeia os efeitos biológicos do TGF-β com base em estudos *in vivo* da embriogénese, da homeostasia dos tecidos adultos e da patogénese de doenças numa série de espécies, incluindo *D. melanogaster, C. elegans, Xenopus laevis,* modelos de ratinhos e ratos.

SMADs inibitórios: O início e a propagação da sinalização do TGF-β são contrariados pela atividade dos SMAD6 e SMAD7, que são os SMADs inibitórios (I-SMADs). Em termos de estrutura, as I-SMADs partilham homologia com as R-SMADs e as co-SMADs no domínio MH2, embora lhes falte o motivo SXS. As I-SMADs, através do seu domínio MH2, associam-se fisicamente ao recetor TGF-β tipo I e antagonizam a sinalização do TGF-β, inibindo a fosforilação e a ativação das R-SMADs induzidas pelo TGF-β. [95]

FUNÇÕES FISIOLÓGICAS:

1. EFEITOS NA PROLIFERAÇÃO E DIFERENCIAÇÃO CELULAR:

Embora se encontre em concentrações elevadas nas plaquetas, o TGF-β é produzido por uma grande variedade de células de tecidos embrionários e adultos, incluindo fibroblastos e osteoblastos. O TGF-β tem sido implicado numa grande variedade de funções celulares, incluindo a regulação (inibição) da proliferação celular, a modulação (estimulação) da síntese da matriz extracelular e a sua renovação, bem como a indução da angiogénese.

O TGF-β pode estimular ou inibir a proliferação celular, dependendo das células, das condições de crescimento e de outros factores de crescimento presentes. Na polpa dentária humana, o TGF-β1 desempenha um papel no desenvolvimento e no processo reparador do dente, regulando a proliferação, a diferenciação e a dentinogénese reparadora das células. O TGF-β estimula a síntese de matrizes extracelulares e também inicia a citodiferenciação de odontoblastos *in vitro* e *in vivo*. Um estudo *in vivo* realizado por DenBesten *et al* [96], utilizando ratinhos transgénicos que sobreexpressam o TGF-β2, mostrou um aumento da aposição mineral da dentina em relação aos seus companheiros de ninhada de tipo selvagem. Foi demonstrado que o TGF-β2 está presente na dentina madura; por conseguinte, parece que o TGF-β2 também estimula a diferenciação dos odontoblastos na dentina madura para aumentar a taxa de aposição mineral da dentina.

In Vitro, o TGF-β é um potente inibidor da proliferação de muitas células in vitro, particularmente de células epiteliais, células mesenquimatosas, células endoteliais e linfócitos T e B. Foram demonstrados níveis elevados de ARNm para o TGF-β no fígado em regeneração, numa altura em que a síntese de ADN começa a diminuir, tendo sido sugerido que o TGF-β pode atuar como um sinal regulador para interromper a replicação celular à medida que a regeneração é concluída. [Durante a carcinogénese, as células progenitoras do eventual clone maligno podem perder a sua sensibilidade à regulação do crescimento pelo TGF-β; foram sugeridos mecanismos tão diversos como a incapacidade de sintetizar, processar ou libertar TGF-β; a perda de receptores para o TGF-β; a perda da capacidade de ativar o TGF-β latente; ou uma falha na via de sinalização intracelular do TGF-β como contribuindo para a carcinogénese.

2. **EFEITO NA MATRIZ EXTRACELULAR**: Dada a variedade de células que se ligam ao TGF-β, não deve ser surpreendente descobrir que o TGF-β afecta muitas funções celulares diferentes. No entanto, tornou-

se evidente que muitas destas actividades aparentemente diferentes são, na realidade, apenas aspectos diferentes de um esquema complexo através do qual o TGF-β serve para aumentar a acumulação e a resposta das células às proteínas da matriz extracelular. Nos fibroblastos da polpa, a síntese da matriz de colagénio é aumentada pelo TGF-β1 e pelo TGF-β2. Em fatias de dentes, verificou-se que o TGF-β1 induzia a produção de colagénio tipo I na zona odontoblástica/subodontoblástica. [98] O TGF-β regula a arquitetura e a degradação da matriz extracelular, regulando a expressão de muitos componentes da matriz extracelular e impondo controlo sobre outros estímulos.

O TGF-β (1) ativa a transcrição de genes e aumenta a síntese e a secreção de proteínas da matriz, (2) diminui a síntese de enzimas proteolíticas que degradam as proteínas da matriz e aumenta a síntese de inibidores de proteínas que bloqueiam a atividade dessas enzimas e (3) aumenta a transcrição, a tradução e o processamento de receptores celulares para proteínas da matriz.

Os múltiplos níveis a que o TGF-β actua sugerem que o controlo das interacções entre a matriz e as células representa provavelmente um dos principais mecanismos através dos quais o péptido controla o crescimento celular, a diferenciação celular e a função celular. Além disso, a compreensão dos seus efeitos na matriz extracelular será, sem dúvida, fundamental para compreender os diversos efeitos do TGF-β, tanto nos processos normais, como a embriogénese e a reparação e remodelação dos tecidos, como nos processos patológicos, como a carcinogénese e as doenças do tecido conjuntivo, incluindo a aterosclerose e a fibrose pulmonar. Uma segunda ação do TGF-β diretamente relacionada com o aumento da formação da matriz extracelular é a sua capacidade de inibir a degradação proteolítica das proteínas da matriz recém-formadas. Isto ocorre por dois mecanismos distintos, um dos quais envolve um aumento na formação e secreção de inibidores de proteases, e o outro envolve uma diminuição na secreção das próprias proteases. Em vários tipos de células, o TGF-β aumenta a síntese e a secreção de inibidores do ativador do plasminogénio (um membro da classe dos inibidores das serino-proteases, as serpinas); estes inibidores funcionam eficazmente para estabilizar as proteínas da matriz recentemente sintetizadas, protegendo-as da degradação proteolítica. Outro inibidor de proteases cuja síntese e secreção são aumentadas pelo TGF-β é o inibidor tecidular de metaloproteinases.

3. **PAPEL DO TGF-β NA REPARAÇÃO E REMODELAÇÃO DOS TECIDOS**: A maior quantidade de TGF-β no adulto encontra-se, de longe, nas plaquetas e no osso, o que sugere um papel na reparação dos tecidos e na remodelação óssea. Tem sido frequentemente proposto que os mecanismos celulares e bioquímicos envolvidos na embriogénese podem ser reiterados durante a reparação de tecidos no

adulto. Assim, processos fundamentais para a reparação de tecidos, como a angiogénese, a quimiotaxia, a proliferação de fibroblastos e a síntese e degradação controladas de proteínas da matriz, como o colagénio e a fibronectina, são também processos críticos na embriogénese.

A. **<u>CURA DE TECIDOS MOLES</u>**: Várias experiências em que o TGF-β foi injetado localmente, *in vivo,* demonstraram que a proteína, por si só, podia iniciar a cascata de acontecimentos característicos da cicatrização de feridas. Utilizando o modelo de cicatrização de feridas de Hunt *et al,* o TGF-β, injetado em câmaras de Schilling-Hunt de malha metálica implantadas subcutaneamente no dorso de ratos adultos, acelerou a acumulação de proteínas totais, colagénio e ADN [99]. [99] Os mecanismos celulares da formação de tecido de granulação pelo TGF-β envolvem tanto a secreção de TGF-β como a sua ação em muitos tipos diferentes de células que se sabe estarem envolvidas no processo de cicatrização, incluindo macrófagos, linfócitos, células endoteliais e fibroblastos. Um dos primeiros eventos na reparação dos tecidos é o movimento de células inflamatórias através das junções endoteliais, devido à libertação de factores quimiotácticos pelos tecidos lesados. O TGF-β, em concentrações femtomolares, induz a quimiotaxia dos monócitos[100] , em concentrações mais elevadas, ativa os monócitos para segregarem factores mitogénicos para os fibroblastos. O TGF-β inibe tanto o crescimento como a diferenciação dos linfócitos[101] , possivelmente com o objetivo de suprimir a resposta inflamatória no processo de cicatrização. Noutros estudos, foi demonstrado que os macrófagos activados[102] e os linfócitos[103] segregam TGF-β, servindo para manter os níveis tecidulares de TGF-β, após a sua libertação aguda inicial a partir das plaquetas no momento da lesão. O TGF-β pode induzir a angiogénese através do aumento da expressão do VEGF. [104] O TGF-β também pode criar condições ambientais favoráveis para o crescimento e manutenção de novos vasos sanguíneos. Regula positivamente a MMP-2 e a MMP-9, que degradam a matriz extracelular e permitem a subsequente invasão e migração das células endoteliais. [105] Assim, o TGF-β é pró-angiogénico de duas formas: em primeiro lugar, estimulando diretamente as citocinas envolvidas no crescimento endotelial e, em segundo lugar, induzindo um microambiente favorável à migração, invasão e sobrevivência endoteliais.

A ação do TGF-β nos fibroblastos é multifacetada. Tal como acontece com os monócitos, as concentrações femtomolares de TGF-β funcionam como um quimioatractor para os fibroblastos; concentrações mais elevadas activam os fibroblastos para elaborarem proteínas do tecido conjuntivo. A rede de fibronectina resultante forma o suporte ao qual as células que migram para a área ferida se podem fixar, enquanto o colagénio é responsável pela resistência à tração da ferida em cicatrização. A auto-estimulação da secreção de TGF-β pelos fibroblastos pode servir para amplificar e manter os níveis de TGF-β nas feridas em cicatrização. Por conseguinte, está bem estabelecido que a reparação dos tecidos requer uma série de acontecimentos devidamente orquestrados, incluindo a replicação e diferenciação celular, a quimiotaxia e a síntese e degradação controladas das proteínas do tecido conjuntivo, sendo que o próprio TGF-β, direta ou indiretamente, pode ser responsável por muitos destes aspectos. Assim, a libertação de TGF-β das plaquetas no local de uma lesão inicia uma cascata de eventos em que os macrófagos e os fibroblastos são primeiro atraídos para o local da ferida e depois activados para segregar fibroblastos, mitogénios e proteínas do tecido conjuntivo, respetivamente. Embora os mecanismos não sejam claros, as células endoteliais são estimuladas a formar novos capilares. Além disso, os macrófagos, os linfócitos e os fibroblastos, quando activados, segregam TGF-β, prolongando a sua presença na área de cicatrização. Podem também ser postulados mecanismos para a ativação e desativação do TGF-β no local da lesão: o ambiente proteolítico e ácido na proximidade dos macrófagos activados favoreceria a ativação do TGF-β latente.

B. **<u>REMODELAÇÃO DE TECIDOS DUROS:</u>** Embora as plaquetas sejam a fonte mais concentrada de TGF-β no corpo, a maior quantidade de TGF-β no corpo encontra-se no osso. O rendimento de TGF-β obtido a partir de plaquetas humanas varia entre 1 e 3 mg/kg [10 6], ao passo que o TGF-β pode ser recuperado a partir do osso a cerca de um décimo desse rendimento. [10 7] Este facto contrasta acentuadamente com os níveis de TGF-β em tecidos moles como a placenta ou o rim, onde se verificou que os rendimentos de TGF-β são de aproximadamente 3-5 pg/kg. [10 8] Tal como o TGF-β plaquetário é importante na reparação dos tecidos, também se postula que o TGF-β no osso desempenha um papel central na remodelação contínua dos tecidos mineralizados. No embrião, estudos imunohistoquímicos mostram que o TGF-β desempenha um papel na formação do esqueleto axial. A coloração do TGF-β também pode ser observada em embriões mais velhos (15-18 dias de gestação) no citoplasma de osteoblastos em centros de ossificação endocondral e em áreas de ossificação intramembranosa de ossos planos, como na calvária, [10 9] e a observação de que os níveis de ARNm do TGF-β nas fracturas em consolidação estão muito elevados na altura da ossificação endocondral sugerem que os mecanismos de ação do TGF- β na formação óssea no embrião são reiterados no processo de remodelação óssea e reparação da lesão óssea. Com base nos dados existentes, o modelo mais simples para a ação do TGF-β na remodelação óssea seria o de que o ambiente ácido e proteolítico local criado pela atividade osteoclástica resultaria na ativação do TGF-β latente associado à matriz. O TGF-β ativado inibiria então a formação de novos osteoclastos e expandiria a população local de osteoblastos, resultando na deposição de matriz para servir de centro de mineralização. Os passos iniciais da consolidação de fracturas imitam o processo de cicatrização de feridas. Assim, começa com a formação de um coágulo e progride com o crescimento de tecido de granulação, levando eventualmente à formação de calos e, finalmente, à mineralização. Este facto sugere que o TGF-β desempenhará um papel importante no processo, tal como já foi demonstrado na cicatrização de feridas.

4. PAPEL DO TGF-β NA IMUNIDADE: A natureza bifuncional do TGF-β é mais notável na regulação das respostas imunitárias. Como molécula imunorreguladora natural, o TGF-β pode promover o processo inflamatório, apoiando a adesão, o recrutamento e a ativação de células naive. Por outro lado, o TGF-β é um poderoso imunossupressor e é fundamental na fase de resolução da resposta inflamatória e na cicatrização de feridas. O equilíbrio entre estas duas actividades opostas é crucial para manter a homeostase imunológica no hospedeiro, bem como para proporcionar mecanismos de defesa sem ferir o hospedeiro. Do mesmo modo, a desregulação da expressão de TGF-β está associada a doenças infecciosas e auto-imunes. À medida que os monócitos são activados por estímulos inflamatórios ou por uma maior exposição ao TGF-β, a expressão dos receptores do TGF-β é desregulada, fazendo com que as células percam a sua sensibilidade ao TGF-β e retardando assim o processo inflamatório. Os linfócitos, por outro lado, aumentam a expressão do recetor de TGF-β após a ativação e tornam-se altamente sensíveis às actividades inibitórias do TGF-β. Assim, durante a fase de resolução, as propriedades imunossupressoras do TGF-β tornam-se evidentes, incluindo a inibição da proliferação de linfócitos T e B, a inibição da função das células NK, a inibição da produção de citocinas e de radicais de oxigénio e azoto, a indução de antagonistas de citocinas, a alteração da expressão de moléculas de adesão e a inibição da secreção de Ig.

O TGF-β também afecta a resposta inflamatória no tecido pulpar. Inibe a expressão dos receptores Toll-like (TLRs) nas células odontoblastóides, que desempenham um papel importante na deteção de toxinas microbianas nas células. O equilíbrio entre a inflamação mediada por TLRs e a atividade anti-inflamatória do TGF-β1 pode ser importante na regulação da inflamação pulpar. No entanto, o TGF-β1 também aumenta a acumulação de células dendríticas na fronteira dentina-polpa e regula positivamente a expressão de citocinas próinflamatórias no tecido pulpar humano maduro e nos odontoblastos *in vitro.* [110]

2. PROTEÍNAS MORFOGENÉTICAS ÓSSEAS

As proteínas morfogenéticas ósseas (BMPs) são factores de crescimento multifuncionais que pertencem à superfamília do fator de crescimento transformador β (TGF-β), exceto a BMP-1, que é uma metaloprotease. Até à data, foram descobertas cerca de 20 BMPs. No entanto, nem todas são de facto moléculas osteogénicas. A BMP-2 e a BMP-7 são, indiscutivelmente, as mais fortes indutoras da formação de osso e cartilagem. Enquanto que as BMP-4, BMP-5, BMP-6, BMP-8, BMP-9 e BMP-10 também contribuem para a formação óssea, as BMP-3 e BMP-13 actuam como inibidores das BMP, [,[111][112]] Os outros membros das BMP estão envolvidos em actividades de desenvolvimento que não a osteogénese. A diversidade das isoformas de BMP permite respostas celulares específicas e versatilidade funcional.

HISTÓRIA:

O estudo das BMPs começou na década de 1960, com a observação de que a matriz óssea desmineralizada tinha a capacidade de induzir a formação de osso endocondral em bolsas subcutâneas e intramusculares em roedores. [113,114] Este grupo de investigação isolou posteriormente uma glicoproteína de baixo peso molecular do osso e demonstrou que esta promovia a formação óssea quando localizada ectopicamente. Em meados do século XX, Lacroix levantou a hipótese do papel indutor do osso, dando-lhe o nome de osteogenina. Alguns anos mais tarde, Urist transformou o conceito de reparação óssea depois de descobrir acidentalmente que a matriz óssea liofilizada desmineralizada de coelho era capaz de promover a formação de novo osso quando implantada na musculatura. [113] A investigação subsequente levou ao isolamento e identificação deste fator osteoindutor como um grupo de proteínas coletivamente designadas por Proteínas Morfogenéticas Ósseas.

CARACTERÍSTICAS ESTRUTURAIS

Todas as BMPs são segregadas como proteínas precursoras com um trecho hidrofóbico de cerca de 50-100 aminoácidos. Cada BMP contém sete cisteínas, seis das quais formam um nó de cistina e a sétima é utilizada para a dimerização com um segundo monómero. As moléculas de BMP são primeiro sintetizadas como grandes precursores e depois clivadas, de modo a libertar o domínio ativo C-terminal. Antes da secreção, as BMPs são constituídas por um péptido sinal, um pró-domínio e um péptido maduro. Após a clivagem do péptido sinal, a proteína precursora sofre glicosilação e dimerização. Na secreção da BMP dimérica bioactiva madura pela célula, o pró-domínio é clivado. A BMP madura deriva da região terminal carboxi por clivagem proteolítica e é segregada como heterodímero ou homodímero. Mais concretamente, uma BMP é uma molécula dimérica com duas cadeias polipeptídicas unidas por uma única ligação dissulfureto e uma estrutura primária 40 a 50% semelhante à do TGF-β.

VIA DE SINALIZAÇÃO BMP:

A cascata de sinalização das BMP é composta por dois tipos de receptores de proteína quinase de serina/treonina, conhecidos como receptores de tipo I e de tipo II, e por factores de transcrição pertencentes à família SMAD, que transduzem o sinal das BMP para o núcleo. A ligação dos dímeros de BMP ao recetor de tipo II leva à fosforilação do recetor de tipo I, que por sua vez fosforila os SMADs regulados pelo recetor de BMP (R-SMADs, ou seja, SMAD1 ou SMAD5 ou SMAD8). Os R-SMADs fosforilados formam heterodímeros com o SMAD4 (um co-SMAD comum) e translocam-se para o núcleo onde regulam a transcrição de uma série de genes alvo a jusante das BMP. Para além da via canónica dependente de Smad, a sinalização BMP também funciona de forma independente de SMAD (não canónica) através de TAK1, MKK3 e p38 MAPK. A via de sinalização BMP pode ser modulada por muitos reguladores extracelulares e intracelulares que actuam como antagonistas da via de sinalização BMP. Estes inibidores ligam-se aos receptores de BMP ou aos ligandos de BMP e impedem as interacções BMP-recetor. Os SMADS inibitórios que impedem a continuação da sinalização e a ativação de genes-alvo podem também modular a sinalização BMP. A BAMBI é uma glicoproteína transmembranar e funciona como um regulador negativo da família TGFβ. Esta proteína é um pseudoreceptor, não possuindo um domínio intracelular de serina/treonina quinase necessário para a sinalização. A associação da BAMBI aos receptores BMP inibe os efeitos dos receptores activados, sem interação direta com os ligandos. A sinalização por BMP tem sido implicada numa variedade de processos celulares, e o resultado da sinalização por BMP varia consoante o contexto celular. As diferenças nas respostas celulares à sinalização BMP estão relacionadas com muitos factores, incluindo as interacções funcionais da via de sinalização BMP com outras vias de sinalização. [115] **(Fig. 9)**

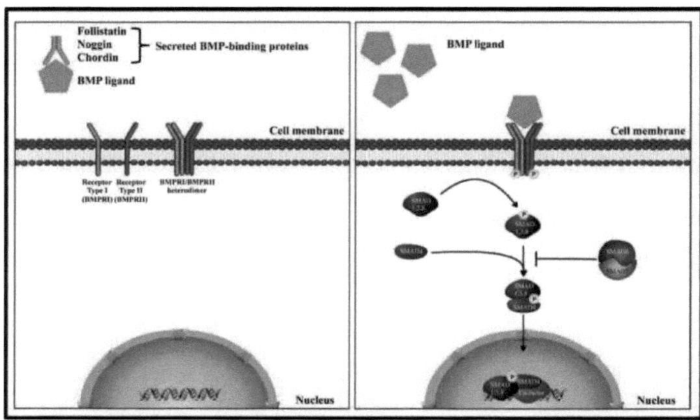

Figura 9- Via BMP. O painel da esquerda representa o estado não ligado do ligando; e o painel da direita representa o estado ligado do ligando.

(**Cortesia-** Mina M. Growth Factors: Sinais Bioquímicos para a Engenharia de Tecidos. Biologia das células estaminais e engenharia de tecidos em ciências dentárias 2015. Academic Press)

A regulação negativa da atividade das BMP ocorre a nível extracelular, membranar e nuclear através de uma série de co-factores e citocinas. Concentrações elevadas de TGF-β suprimem a diferenciação osteoblástica e os membros da família glypican parecem modular a força de sinalização das BMP na superfície celular.

RESPOSTA IMUNITÁRIA AOS BMPS:

Os mecanismos imunitários activados após a implantação de BMPs não são totalmente compreendidos. Parece que a aplicação única de BMPs alogénicas e proteínas não colagénicas proporciona uma resposta imunitária moderada através da produção de imunoglobulinas G, mas não diminui a capacidade osteoindutora das BMPs. Por outro lado, uma dose única de proteína BMP não colagénica estimula uma concentração elevada de anticorpos anti-BMP, o que pode inibir o potencial osteoindutor das BMP. [116] A implantação de BMPs alogénicas ou xenogénicas parece promover o recrutamento de macrófagos, linfócitos e células plasmáticas e a produção de anticorpos que podem inibir a osteogénese. Enquanto alguns estudos demonstram um efeito específico da espécie das BMPs [117], outros demonstram que uma dose única de até 100 mg de BMP xenogénica seria segura e não estimularia uma resposta imunitária detetável. [118]

No entanto, um estudo posterior realizado por Urist e colaboradores, demonstrou que uma segunda implantação de BMPs resulta na intensificação da resposta imunitária e na redução da eficácia das BMPs xenogénicas no tratamento de lesões de tamanho crítico em cães[119]. [119] A análise da resposta imunitária após a implantação de BMP humanas recombinantes (rhBMP) ainda não foi objeto de um estudo aprofundado.

CÉLULAS-ALVO PARA BMPS:

Pelo menos algumas linhas de células mesenquimatosas pluripotentes, células da medula óssea, precursores de osteoblastos, mioblastos, fibroblastos e células neurais respondem às BMPs. Numerosos marcadores do metabolismo ósseo, como a fosfatase alcalina, o recetor da hormona paratiroide, a osteocalcina, a osteopontina e a osteonectina, são modulados pelas BMPs. As BMPs desempenham um papel importante durante as fases iniciais da organogénese. Nas células mesenquimatosas e embrionárias, o efeito mais impressionante das BMPs é a capacidade de induzir a diferenciação destas células em osteoblastos, estimulando a formação de cartilagem e a atividade da fosfatase alcalina. Em experiências *in vitro*, concentrações baixas de BMPs promovem a diferenciação de células mesenquimais em adipócitos, enquanto concentrações elevadas destas proteínas promovem a diferenciação em osteoblastos. Este facto sublinha a necessidade de especificar as doses de BMP para prever o seu efeito. [120] Os osteoblastos tratados com rhBMP-2 apresentam uma diferenciação rápida, semelhante à das células mesenquimais, com um aumento dos níveis de fosfatase alcalina, osteocalcina, osteopontina e sialoproteína óssea[121]. [121] Os efeitos das BMPs nos osteoblastos e nas células periosteais têm sido estudados exaustivamente de forma a obter uma melhor compreensão da ação das BMPs a nível celular. Em geral, verifica-se um aumento de

A rhBMP-2 bloqueia a diferenciação de células precursoras de osteoblastos em mioblastos ou adipócitos. [122] Sampath e colaboradores demonstraram que, quando a OP-1 (BMP-7) é adicionada a culturas de células ósseas enriquecidas com osteoblastos em diferentes fases de diferenciação, estimula a proliferação celular, a síntese de colagénio, a indução de fosfatase alcalina, a produção de AMPc mediada pela hormona paratiroide e a síntese de osteocalcina. [12 3] Normalmente, as células alvo das BMPs diferenciam-se em células semelhantes a osteoblastos e produzem fosfatase alcalina e tecido mineralizado.

FUNÇÕES BIOLÓGICAS DOS BMPS:

As BMPs têm sido implicadas numa variedade de funções. Não só induzem a formação de cartilagem e osso, como também desempenham um papel em vários processos de desenvolvimento não osteogénicos. As BMPs funcionam no desenvolvimento do esqueleto, como o seu nome indica, as moléculas de BMP são capazes de induzir a formação ectópica de cartilagem e osso, um processo que imita a formação de osso endocondral embrionário. As BMPs são factores importantes que regulam a condrogénese e a esqueletogénese durante o desenvolvimento embrionário normal. As BMPs com maior capacidade osteogénica são as BMP-2, -4, -5, -6, -7 e -9. A BMP-2 é expressa em áreas que rodeiam as condensações iniciais da cartilagem, zonas periosteais e osteogénicas, enquanto a BMP-4 é expressa no pericôndrio. A BMP-6 é expressa nos condrócitos hipertróficos.

A BMP-2 e a BMP-7 têm uma importância significativa no desenvolvimento ósseo e no desenvolvimento de uma vasta gama de tecidos fora do osso. Os ratos geneticamente modificados para serem deficientes em BMP-2 morrem entre os dias 7 e 10 de gestação de defeitos cardíacos antes da formação óssea. Na formação óssea, a BMP-2 e a BMP-7 actuam induzindo a expressão dos factores de transcrição críticos Runx2 e Osterix nas células estaminais mesenquimatosas, comprometendo-as e orientando-as para a diferenciação dos osteoblastos. Os ratinhos deficientes em BMP-7 apresentam alterações esqueléticas na caixa torácica, nos membros posteriores e no crânio. [114]

As BMP desempenham um papel importante na regulação das propriedades das células estaminais; no entanto, as suas funções são diferentes nos diferentes compartimentos das células estaminais. [124] Por exemplo, nas células estaminais embrionárias (CTE), a sinalização BMP parece ser necessária para a auto-renovação das CTE, mas isso deve-se à sua capacidade de bloquear a diferenciação neural; nas células estaminais mesenquimais, o sinal BMP induz a diferenciação osteoblástica através da BMPR1B, mas inibe a diferenciação osteoblástica através da BMPR1A.

As BMPs controlam muitas etapas fundamentais na formação e diferenciação do sistema nervoso dos vertebrados, actuando em diferentes fases do desenvolvimento neural e em diferentes regiões do SNC para regular o destino, a proliferação e a diferenciação das células.

As BMP-2, BMP-4 e BMP-6 foram localizadas em áreas de calcificação vascular. Posteriormente, estudos demonstraram que a BMP-2 inibe a proliferação de células musculares lisas vasculares quando estimuladas com soro ou GFs *in vitro.* [126] Durante o desenvolvimento embrionário, as BMPs medeiam a morte celular programada, ou apoptose, o processo que remove os tecidos desnecessários, assegurando assim uma morfogénese adequada.

Em medicina dentária, as BMPs têm sido testadas em procedimentos periodontais (regeneração de tecido ósseo perdido devido a doença periodontal), implantes (aumento do volume ósseo para colocação de implantes, aumento do seio maxilar) e restauração-endodôntica (pulpotomias). As BMPs têm sido testadas em procedimentos de capeamento pulpar há mais de uma década e têm apresentado um maior potencial como agentes efectivos na indução de uma barreira mineralizada na polpa. [126] Jepsen *et al.* utilizaram a BMP-7 recombinante como agente capeador em minipigs e detectaram a formação de uma barreira dentinária mais espessa no grupo tratado com BMP-7 recombinante do que no grupo tratado com $Ca(OH)_2$. [127] Ren *et al.* testaram a BMP-2 recombinante associada à fibrina como agente capeador em polpas de cães (molares e pré-molares) e observaram a formação de uma barreira dentinária após uma semana, sendo este resultado melhor do que no grupo de controlo tratado com $Ca(OH)_2$ ou no grupo experimental tratado apenas com BMP-2. [128]

3. FACTOR DE CRESCIMENTO DERIVADO DE PLAQUETAS

O fator de crescimento derivado das plaquetas (PDGF) é um importante mitogénio para fibroblastos, células musculares lisas e outras células. Originalmente, o PDGF foi identificado como um constituinte do soro de sangue total que estava ausente no soro derivado de plasma livre de células; o PDGF foi subsequentemente purificado a partir de plaquetas humanas. O PDGF humano foi originalmente identificado como um dímero ligado por dissulfureto de duas cadeias polipeptídicas diferentes, A e B, separáveis por cromatografia de fase reversa [129]. [129] Embora os grânulos α das plaquetas sejam o principal local de armazenamento do PDGF, este pode ser sintetizado por vários tipos de células diferentes. Existem cinco polipeptídeos incluídos na família: PDGF-AA, PDGF-AB, PDGF-BB, PDGF-CC e PDGF-DD. Entre estas isoformas, o PDGF-BB é um ligando único que pode interagir com os três receptores PDGF, incluindo o PDGFR-αα, o PDGFR-αβ e o PDGFR-ββ. O PDGF-BB, enquanto potente fator mitogénico, tem sido reconhecido como um mediador fundamental na cicatrização de feridas e na reparação de tecidos. Além disso, o PDGF-BB é bem conhecido pelo seu efeito angiogénico indireto, através da promoção da secreção do fator de crescimento endotelial vascular (VEGF), e também desempenha um papel importante na manutenção da estabilização dos vasos sanguíneos recém-formados. O PDGF-BB pode facilitar a diferenciação osteogénica das células estaminais da medula óssea de uma forma dependente da dose e tem sido amplamente utilizado na regeneração óssea.

Mais importante ainda, o PDGF-BB é também um poderoso agente quimio-atractor para as células estaminais mesenquimatosas e muitos outros tipos de células. [130]

ESTRUTURA DA PDGF:

O PDGF é uma família de homo e heterodímeros catiónicos de cadeias polipeptídicas A e B ligadas por dissulfureto. As partes maduras das cadeias A e B do PDGF têm 100 resíduos de aminoácidos de comprimento e apresentam uma identidade de sequência de aminoácidos de 60%. Oito resíduos de cisteína são perfeitamente conservados entre as duas cadeias; um espaçamento semelhante entre os resíduos de cisteína é também observado nos membros da família do fator de crescimento das células endoteliais vasculares (VEGF) (VEGF, VEGF-B, VEGF-C, VEGF-D e fator de crescimento da placenta). Dois dos resíduos de cisteína (o segundo e o quarto) estão envolvidos em ligações de cisteína entre as duas subunidades no dímero de PDGF e os outros seis estão envolvidos em ligações de dissulfureto intra-cadeia (o primeiro emparelha com o sexto, o terceiro com o sétimo e o quinto com o oitavo).

BIOSSÍNTESE E PROCESSAMENTO DE PDGF:

A biossíntese e o processamento do PDGF são controlados a vários níveis e diferem para os diferentes PDGF. Tanto a cadeia A como a cadeia B do PDGF são sintetizadas como moléculas precursoras que sofrem processamento proteolítico nos terminais NH2 e, no caso da cadeia B, no terminal COOH. Em contraste, o PDGF-C e o PDGF-D não são processados intracelularmente, sendo secretados como ligandos latentes. As isoformas nativas maduras do PDGF migram na eletroforese em gel de SDS como componentes de ;30 kDa, enquanto as cadeias reduzidas migram como componentes de 15 kDa. As plaquetas humanas e as culturas de linhas celulares que exprimem naturalmente as cadeias A e B contêm as três isoformas de PDGF, o que sugere que a montagem dos dímeros de PDGF é um processo aleatório.[][131]

GENES PDGF:

Os genes para as cadeias A e B do PDGF estão localizados nos cromossomas 7 e 22, respetivamente. Estão organizados de forma semelhante, com sete exões. Em cada caso, o exão 1 codifica a sequência de sinalização, os exões 2 e 3 codificam sequências precursoras que são removidas durante o processamento, os exões 4 e 5 codificam a maior parte da proteína madura e o exão 7 é principalmente não codificante. O exão 6 codifica uma sequência terminal COOH que pode ser removida durante a maturação da cadeia B; a cadeia A apresenta-se sob a forma de duas formas de emenda diferentes, com e sem a sequência codificada pelo exão 6.

EXPRESSÃO DE PDGF:

É sintetizada por muitos tipos de células diferentes. A síntese é frequentemente aumentada em resposta a estímulos externos, como a exposição a uma baixa tensão de oxigénio, a trombina ou a estimulação com vários factores de crescimento e citocinas. A expressão do PDGF-A também aumenta nas células do músculo liso uterino humano durante a hipertrofia fisiológica da gravidez. A maioria dos tipos de células que expressam o PDGF produzem as cadeias A e B, mas a expressão das duas cadeias é regulada de forma independente a nível transcricional e pós-transcricional. A expressão do PDGF-A é reprimida por vários estímulos, como o tratamento com glucocorticóides das células musculares lisas e o envelhecimento dos fibroblastos humanos. [131]

<u>Estrutura dos receptores PDGF</u>:

As isoformas de PDGF exercem os seus efeitos nas células-alvo através da ativação de dois receptores de proteína tirosina-quinase estruturalmente relacionados. Os receptores α e β têm tamanhos moleculares de ;170 e 180 kDa, respetivamente, após a maturação dos seus hidratos de carbono. Extracelularmente, cada recetor contém cinco domínios do tipo imunoglobulina e, intracelularmente, existe um domínio tirosina quinase que contém uma sequência inserida caraterística sem homologia com as quinases. Uma vez que as isoformas de PDGF são moléculas diméricas, ligam-se a dois receptores simultaneamente e, assim, dimerizam os receptores após a ligação. O recetor α liga as cadeias A e B do PDGF com elevada afinidade, enquanto o recetor β liga apenas a cadeia B com elevada afinidade. Por conseguinte, o PDGF-AA induz homodímeros de receptores αα, o PDGF-AB homodímeros de receptores αα ou heterodímeros de receptores αβ e o PDGF-BB as três combinações diméricas de receptores α e β. **(Fig. 10)**

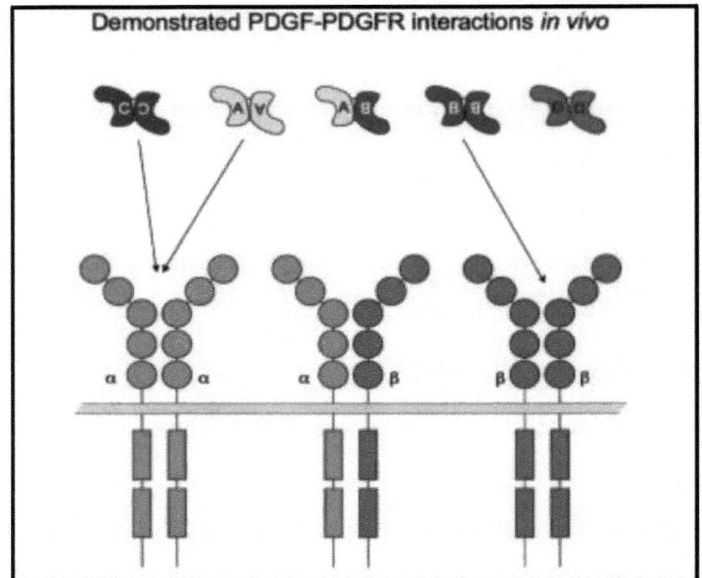

Figura 10 - Interacções PDGF-PDGFR. Cada cadeia do dímero de PDGF interage com uma subunidade do recetor. A configuração do recetor ativo é, portanto, determinada pela configuração do dímero do ligando.

(**Cortesia -** Andrae J, Gallini R, Betsholtz C. Role of platelet-derived growth factors in physiology and medicine. Genes dev 2008)

FUNÇÃO NORMAL *IN VIVO* DO FACTOR DE CRESCIMENTO DERIVADO DE PLAQUETAS:

1. **Sistema vascular**: Os receptores de PDGF são expressos nas células endoteliais capilares, tendo sido demonstrado que o PDGF tem um efeito angiogénico. O efeito é, no entanto, mais fraco do que o dos factores de crescimento dos fibroblastos ou do VEGF. A estimulação da produção de PDGF-AB nas células microvasculares cardíacas leva à

indução do fator de von Willebrand, do VEGF e do recetor-2 do VEGF, sugerindo um papel importante do PDGF na angiogénese cardíaca. Foi demonstrado que a administração de PDGF-BB induz anastomoses funcionais in vivo. Além disso, a cadeia B do PDGF produzida pelos capilares pode ter um papel geralmente importante no recrutamento de pericitos, que é provavelmente necessário para promover a integridade estrutural dos vasos. Outro efeito do PDGF que é importante no sistema vascular é o seu efeito de controlo de feedback na agregação plaquetária. A estimulação do PDGF leva a uma diminuição da agregação plaquetária. As plaquetas humanas, que são uma fonte rica de PDGF, têm receptores α do PDGF, mas não receptores β, e os receptores do PDGF também foram demonstrados nos megacariócitos, os precursores das plaquetas. [132]

2. **Homeostasia dos tecidos:** A pressão do tecido intersticial, que é geralmente ligeiramente negativa, é cuidadosamente controlada para permitir a troca adequada de fluidos e macromoléculas entre o compartimento extracelular e o sistema circulatório. O PDGF tem um papel importante na manutenção da pressão do fluido intersticial, provavelmente através da sua capacidade de estimular as interacções entre as células do tecido conjuntivo e as moléculas da matriz extracelular.

3. **Cicatrização de feridas:** A cicatrização dos tecidos moles envolve a reepitelização, a angiogénese e a deposição de matriz extracelular.

Diferentes tipos de GFs regulam as diferentes etapas do processo de cicatrização. O PDGF actua em vários tipos de células envolvidas na cicatrização de feridas. Estimula a mitogenicidade e a quimiotaxia dos fibroblastos e das células musculares lisas e a quimiotaxia dos neutrófilos e dos macrófagos. Também estimula os macrófagos a produzirem e segregarem outros GFs importantes para várias fases do processo de cicatrização. Além disso, o PDGF também estimula a produção de várias moléculas da matriz, como a fibronectina, o colagénio, os proteoglicanos e o ácido hialurónico. O PDGF também pode ser importante em fases posteriores da cicatrização de feridas, uma vez que estimula a contração das matrizes de colagénio in vitro, o que implica um papel na contração das feridas *in vivo*. Além disso, o PDGF estimula a produção e a secreção de colagenase pelos fibroblastos, sugerindo um papel na fase de remodelação da cicatrização de feridas. Para que o PDGF afecte a cicatrização de feridas in vivo, tem de estar presente no local da ferida. As primeiras observações revelaram que o PDGF é libertado pelas plaquetas e segregado por macrófagos activados, células endoteliais estimuladas pela trombina, células musculares lisas de artérias danificadas, fibroblastos activados, bem como por queratinócitos epidérmicos, o que sugere que o PDGF está presente na área ferida.

2. **<u>Cicatrização óssea:</u>** Os PDGFs exercem efeitos indirectos na regeneração óssea, aumentando a expressão de moléculas

angiogénicas, como o fator de crescimento endotelial vascular (VEGF), que é uma molécula importante na regeneração óssea. O PDGF-BB, aplicado localmente, irá desestabilizar os vasos sanguíneos, devido ao facto de os pericitos ou as células musculares lisas vasculares seguirem o gradiente quimiotático do PDGF. Como consequência, os vasos sanguíneos contíguos à ferida em cicatrização são capazes de "brotar", e uma rede filamentosa de neovasculatura se instala no tecido de granulação. Quando o PDGF-BB é administrado em conjunto com o VEGF e o fator de crescimento básico dos fibroblastos, observa-se uma revascularização da córnea e dos membros isquémicos[133]. [133] o mecanismo envolve a regulação positiva dos receptores α e β do PDGF pelo fator de crescimento básico dos fibroblastos, o que leva a uma maior sobrevivência das células endoteliais, ao aumento da proliferação das células musculares lisas e à subsequente estabilização dos capilares recém-formados. Além disso, o PDGF-BB pode aumentar a expressão de VEGF nas células murais, que, por sua vez, têm como alvo as células endoteliais e induzem uma resposta angiogénica potente. Os PDGFs também podem modular a capacidade de resposta das células osteogénicas às BMPs.

3. **<u>Efeitos Directos e Indirectos no Crescimento Celular:</u>** Até à data, só foram demonstrados receptores de superfície celular de alta afinidade para o PDGF em células do tecido conjuntivo, tais como fibroblastos

dérmicos e tendinosos, músculo liso vascular, células gliais e condrócitos. Esta restrição no tipo de células coincide com a capacidade de estas células responderem mitogenicamente ao PDGF. Para além da sua estimulação direta da proliferação das células-alvo, o PDGF parece também aumentar indiretamente a resposta proliferativa das células que não possuem receptores PDGF detectáveis. Quantidades de picogramas de PDGF restauram parcialmente a resposta proliferativa de células T específicas de antigénio em meio de cultura com um teor reduzido de soro. No entanto, o PDGF não é mitogénico para as células T na ausência de antigénio, não é capaz de atuar em sinergia com o fator de crescimento das células T e não modula as moléculas de superfície das células T. O PDGF também aumenta indiretamente a eritropoiese in vitro, medida pelo crescimento de colónias eritróides. Para tal, é necessária a presença de células mesenquimatosas acessórias, que expressam receptores de PDGF e respondem diretamente ao PDGF.

6. **Migração celular dirigida e ativação celular**: O PDGF induz uma resposta quimiotáctica nas células do tecido conjuntivo, como os fibroblastos e as células musculares lisas. A propriedade quimioatractor do PDGF pode ser fundamental no processo de reparação, como meio de atrair células para um local de lesão antes de estimular a sua proliferação. O PDGF é também quimiotático para monócitos e neutrófilos, células que não respondem mitogenicamente ao PDGF, e

estimula a libertação dos seus constituintes granulares específicos.

7. **<u>Modificação da matriz do tecido conjuntivo que envolve a célula</u>**:

Em resposta à estimulação do crescimento, algumas células segregam tanto componentes da matriz como enzimas que a decompõem. O PDGF estimula a síntese geral de proteínas, bem como a síntese de colagénio em células responsivas. Narayanan e Page observaram que o PDGF estimula especificamente a formação de colagénio do tipo V pelos fibroblastos gengivais e parece regular a síntese relativa do colagénio do tipo III em relação ao colagénio do tipo IV[134]. [134] Os fibroblastos dérmicos humanos estimulados com o fator de crescimento epidérmico (EGF) ou PDGF apresentam um aumento de 3 vezes na atividade da colagenase[135]. [135] A estimulação da secreção de colagenase começa 8-10 horas após a exposição ao PDGF. Uma vez que esta enzima funciona como o passo limitador da taxa de iniciação da degradação do colagénio, a sua estimulação pelo PDGF pode ter amplas implicações biológicas. Para além do seu possível papel na preparação do meio extracelular para a mitose e o movimento celular, e do seu papel na remodelação de feridas, a colagenase pode ser importante na embriogénese e no desenvolvimento.

4. FACTORES DE CRESCIMENTO SEMELHANTES À INSULINA

Os factores de crescimento semelhantes à insulina (IGFs) participam no crescimento e na função de quase todos os órgãos do corpo. O sistema de factores de crescimento semelhantes à insulina (IGF) inclui três ligandos (insulina, IGF-I e IGF-II), três receptores (o recetor de insulina [IR], o recetor de IGF-I [IGF-IR] e o recetor de IGF-II de manose 6-fosfato [M6P/IGF-IIR]), bem como seis proteínas de ligação aos IGF (IGFBPs). Os factores de crescimento semelhantes à insulina (IGF-I e IGF-II) são polipéptidos de cadeia simples com homologia estrutural à proinsulina. Regulam a proliferação e a diferenciação de um grande número de tipos de células e são capazes de exercer efeitos metabólicos semelhantes aos da insulina. Ao contrário da insulina, são produzidos pela maioria dos tecidos do organismo e são abundantes na circulação. Assim, os IGFs têm o potencial de atuar através de mecanismos endócrinos, bem como autócrinos e/ou parácrinos.

ESTRUTURA E SÍNTESE:

As três hormonas peptídicas, ou factores de crescimento, da família IGF - insulina, IGF-I e IGF-II - têm aproximadamente 50 por cento dos seus aminoácidos em comum. A insulina é sintetizada nas células beta do pâncreas como proinsulina, que é clivada para formar insulina e peptídeo C. Os IGFs, que são sintetizados principalmente pelo fígado, retêm o peptídeo C e têm um terminal carboxi estendido. O fator de crescimento semelhante à insulina-I (IGF-I) é expresso pela maioria dos tecidos do corpo. Circula como um polipeptídeo de cadeia única de 70 resíduos com quatro domínios, designados como B, C, A e D. Em comparação, a próinsulina inclui os domínios B, C e A, enquanto a insulina madura produzida e secretada pelo pâncreas inclui apenas os domínios B e A.

O IGF-I circulante é derivado principalmente do fígado, embora outros tecidos, como o tecido adiposo, também possam contribuir. Os principais factores que regulam a biossíntese hepática de IGF-I são a hormona do crescimento, a insulina e o estado nutricional. Embora a GH seja o principal fator que estimula a expressão e libertação de IGF-I, a insulina e os nutrientes também podem afetar significativamente esta resposta. Nos tecidos extra-hepáticos, a expressão do gene IGF-I é regulada por vários factores para além da GH. Por exemplo, tanto a prostaglandina E2 (PGE2) como a hormona paratiroideia (PTH) aumentam os níveis de ARNm do IGF-I em culturas de osteoblastos, enquanto que a GH tem pouco efeito na expressão do IGF-I neste sistema.

A insulina circula em concentrações picomolares e tem uma semi-vida de minutos. Os IGFs, por outro lado, circulam em concentrações muito mais elevadas (nanomolares) e estão em grande parte ligados a uma das seis proteínas de ligação dos IGFs que modulam a atividade dos IGFs. Estas proteínas de ligação, tal como os IGF, são sintetizadas principalmente no fígado. Os IGF e as suas proteínas de ligação são também produzidos localmente pela maioria dos tecidos, onde actuam de forma autócrina ou parácrina. [136]

PAPEL FISIOLÓGICO E MECANISMO DE ACÇÃO:

A insulina actua principalmente no fígado, músculo e tecido adiposo6 , enquanto os IGF são importantes para a função de quase todos os órgãos do corpo. Ambos os IGFs são essenciais para o desenvolvimento embrionário e as concentrações nanomolares de ambos são mantidas na circulação até à vida adulta. Após o nascimento, no entanto, o IGF-I parece ter o papel predominante na regulação do crescimento, enquanto o papel fisiológico do IGF-II é desconhecido.

A insulina, o IGF-I e o IGF-II ligam-se especificamente a dois receptores de alta afinidade associados à membrana que são tirosina-quinases. A insulina ativa o recetor de insulina e ambos os IGFs activam o recetor de IGF-I (um terceiro recetor, o recetor de IGF-II-manose-6-fosfato, liga-se ao IGF-II mas não tem acções de sinalização intracelular conhecidas). A ativação do recetor de insulina ou do recetor de IGF-I provoca respostas iniciais semelhantes no interior da célula. No entanto, uma vez que a insulina regula as funções metabólicas e os IGF regulam o crescimento e as funções diferenciadas, as vias finais que estas hormonas activam no interior da célula devem ser separadas e distintas. **(Fig. 11)**

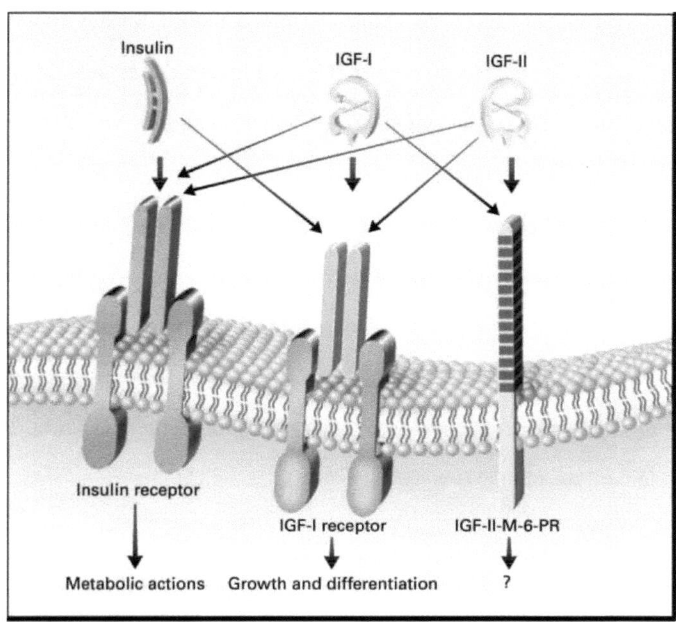

Figura 11- Ligação dos IGFs circulantes às células-alvo.

Na superfície das células-alvo são expressos três locais de ligação para os IGF: o recetor da insulina, o recetor do IGF-I e o recetor do IGF-II-manose-6-fosfato (IGF-II-M-6-PR). Os receptores de insulina e de IGF-I são estruturalmente homólogos - ambos são tirosina-quinases e interagem com vários mediadores intracelulares. O IGF-II-M-6-PR difere dos receptores da insulina e do IGF-I na sua estrutura e não tem qualquer ação de sinalização conhecida. A insulina liga-se ao seu próprio recetor e ao recetor do IGF-I. Ambos os IGFs se ligam ao recetor da insulina.

(**Cortesia-** Le Roith D. Insulin-Like Growth Factors. *N Engl J Med* 1997)

REGULAÇÃO E DIFERENCIAÇÃO DA FUNÇÃO:

A interação da hormona do crescimento com o seu recetor hepático estimula a expressão do gene IGF-I e a libertação do péptido IGF-I. As concentrações séricas de IGF-I são normalmente paralelas às concentrações séricas médias de 24 horas da hormona do crescimento, e o IGF-I inibe a secreção da hormona do crescimento pela hipófise. As proteínas de ligação do IGF circulantes limitam o acesso dos IGFs a tecidos específicos e aos receptores para o IGF-I e a insulina. Das seis proteínas de ligação, a proteína 3 de ligação ao IGF liga mais de 95% do IGF no soro. O dímero IGF-IGF-binding protein-3 forma um complexo com outra subunidade proteica, a subunidade ácido-lábil, e neste complexo ternário os IGFs têm uma semi-vida sérica de muitas horas. Uma vez libertados do complexo, os IGF deixam a circulação e entram nos tecidos-alvo com a ajuda de outras proteínas de ligação aos IGF. A hormona do crescimento aumenta as concentrações séricas tanto da subunidade lábil ácida como da proteína 3 de ligação aos IGF.

Algumas proteínas de ligação aos IGF ligam-se aos GFs com maior afinidade do que os receptores de IGF, impedindo assim a ativação das vias de sinalização intracelular. A afinidade destas proteínas de ligação para os IGF pode ser reduzida por clivagem por proteases ou por aumento da fosforilação da proteína de ligação, ou ainda pela ligação da proteína à superfície das células em vez de à matriz extracelular. A afinidade reduzida aumenta a atividade biológica dos IGFs, aumentando a quantidade de fator de crescimento livre disponível para os receptores de IGF-I. Os mecanismos dos efeitos metabólicos da insulina e os efeitos de crescimento dos IGFs são diferentes. As células hepáticas e adiposas expressam apenas receptores de insulina, enquanto as células musculares expressam tanto receptores de insulina como de IGF-I. A insulina controla a produção hepática de glicose e a lipólise através da sinalização exclusiva dos receptores de insulina. Do mesmo modo, a captação de glicose nas células estimulada pela insulina é mediada exclusivamente pelos receptores de insulina. As acções da insulina e dos IGF são também diferenciadas pelas proteínas de ligação dos IGF, que não se ligam à insulina mas dirigem os IGF para os seus receptores específicos.

FUNÇÕES:

<u>Papel dos IGFs na sobrevivência e proliferação celular</u>:

A família IGF desempenha um papel fundamental na promoção da sobrevivência celular, através de vias dependentes e independentes do IGF-1R. Foi observada uma correlação direta entre a expressão de IGF-1R e o grau de apoptose, sendo este mecanismo mediado pela fosfoinositídeo 3-quinase (PI3K). Efetivamente, o IGF-1R induz a fosforilação da PI3K; isto dá origem a um aumento dos níveis de fosfatidilinositol 3,4,5-trifosfato (PIP3) e o PIP3 ativa a via Akt/PKB, que inibe a apoptose. Curiosamente, a inibição da apoptose parece ocorrer apenas através do IGF-1R, e a inibição da apoptose não foi considerada significativa com o IGF-2R.

Para além da redução da apoptose, sabe-se que os IGFs são cruciais no aumento das taxas de proliferação, e estudos *in vitro identificaram* que o IGF-1 tem efeitos mitogénicos significativos nas células estaminais mesenquimais. De um modo geral, pensa-se que os IGFs têm efeitos significativos em todas as fases do ciclo celular, o que explica os aumentos de proliferação observados com estes ligandos. [13 7]

Papel dos IGFs na diferenciação:

Osteoblastos: Os osteoblastos partilham semelhanças nas suas vias de diferenciação e funções com outras linhas celulares formadoras de tecidos duros, como os odontoblastos e os cementoblastos, pelo que a compreensão da forma como os IGFs medeiam a diferenciação dos osteoblastos ajuda a esclarecer o seu papel na regulação de outros tipos de células estreitamente relacionadas. Tanto o IGF-1 como a insulina promovem a diferenciação e a mineralização dos osteoblastos *in vitro*, sendo que o IGF-1 também aumenta a proliferação dos osteoblastos. Estes efeitos parecem ser mediados pelas vias Akt e MAPK. A diferenciação dos osteoblastos é mediada pelas acções de sinalização do recetor de insulina, em vez da sinalização do IGF-1R, uma vez que o IGF-1R é desregulado durante a diferenciação dos osteoblastos. [138]

Condrócitos: Observou-se que o IGF-1 promove tanto a diferenciação como a proliferação de condrócitos, no entanto, esta relação é alterada pela concentração. Em doses baixas, o IGF-1 é potente na indução da diferenciação condrocítica, ao passo que estes efeitos não são observados tão profundamente em doses elevadas, onde o IGF-1 é mais eficaz na promoção da proliferação, o que implica que os efeitos mitogénicos do IGF-1 podem ser inibidores dos seus efeitos indutores da diferenciação.

IGFs em MSCs dentárias:

Dado o vasto espetro de efeitos potencialmente benéficos que os IGF apresentam nas MSC não dentárias, seria de esperar que a sua aplicação às MSC dentárias pudesse ter propriedades benéficas semelhantes. Os estudos que investigaram os efeitos dos IGF nas MSC dentárias demonstram que os IGF melhoram uma série de propriedades críticas nas MSC dentárias, incluindo a proliferação, a diferenciação e a mineralização. [4 139-11] O IGF-1 é um mitogénio potente, com um conjunto significativo de provas *in vitro* que demonstram que aumenta as taxas de proliferação em DPSCs, PDLSCs e SCAPs. [9 4 13-11] Os efeitos do IGF-1 no potencial de diferenciação das MSC dentárias são profundos, induzindo a diferenciação osteogénica e odontogénica *in vitro* das DPSC, PDLSC e SCAP. [14 2, 4]13

5. FACTORES DE CRESCIMENTO DOS FIBROBLASTOS

O fator de crescimento dos fibroblastos (FGF) é um FG representativo que tem demonstrado efeitos potenciais na reparação e regeneração dos tecidos. Foi originalmente identificado como uma proteína capaz de promover a proliferação de fibroblastos. Os FGFs exercem múltiplas funções através da ligação e ativação dos receptores do fator de crescimento dos fibroblastos (FGFRs) e a principal sinalização através da estimulação dos FGFRs é a via RAS/MAP quinase.

BIOLOGIA DO FGF:

O FGF, que foi descoberto pela primeira vez em extractos da hipófise em 1973, é amplamente expresso em células e tecidos. O FGF ácido (FGF1) e o FGF básico (FGF2) foram originalmente isolados do cérebro e da glândula pituitária como FGs para fibroblastos. Desde então, foram identificados ou isolados pelo menos 22 FGFs distintos. Os FGFs foram encontrados tanto em vertebrados como em invertebrados. Muitos genes de FGF foram identificados em vertebrados, incluindo humanos (FGF1-14, 16-23). Os FGFs humanos contêm 22 membros. O peso molecular dos FGFs em vertebrados varia de 17 a 34 kDa, enquanto o FGF da Drosophila é de 84 kDa. A maioria dos FGFs partilha uma região central interna de similaridade, com 28 resíduos de aminoácidos altamente conservados e 6 idênticos. Dez destes resíduos altamente conservados interagem com o recetor FGF (FGFR). Estudos estruturais sobre FGF1 e FGF2 identificam 12 cadeias β antiparalelas na região central conservada da proteína. O

FGF1 e o FGF2 têm uma estrutura β trefoil que contém folhas β de quatro fitas dispostas numa matriz triangular. Duas cadeias β (cadeias β10 e β11) contêm vários resíduos de aminoácidos básicos que formam o sítio primário de ligação à heparina no FGF2. As regiões que se pensa estarem envolvidas na ligação ao recetor são distintas das regiões que ligam a heparina.
[14 4] **(Fig. 12)**

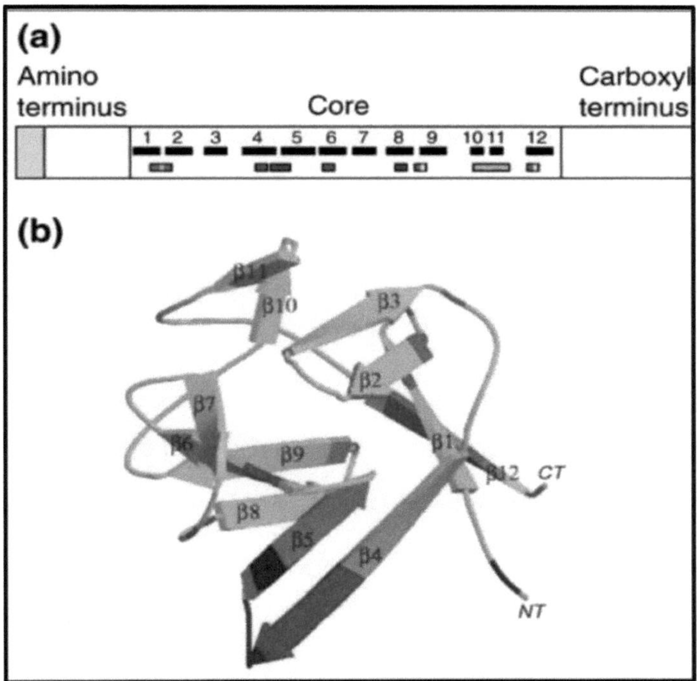

Figura 12- (a) Características estruturais do polipeptídeo FGF.

O terminal amino de alguns FGFs contém uma sequência de sinalização (sombreada). Todos os FGFs contêm uma região central que contém resíduos de aminoácidos conservados e motivos estruturais conservados. As localizações das cadeias na região do núcleo estão numeradas e representadas em caixas pretas. A região de ligação à heparina (cor-de-rosa) inclui resíduos no loop entre as cadeias 1 e 2 e nas cadeias 10 e 11. Os resíduos que contactam com o FGFR são mostrados a verde (a região que contacta com o domínio Ig 2 do recetor), a azul (que contacta com o domínio Ig 3) e a vermelho (que contacta com a região de splicing alternativo do domínio Ig 3). Os resíduos de aminoácidos que contactam com a região de ligação são mostrados a cinzento. (b) Estrutura tridimensional do FGF2, um membro prototípico da família FGF.

(**Cortesia-** Ornitz DM, Itoh N. Fibroblast growth factors. Genome biol 2001)

LOCALIZAÇÃO E FUNÇÃO:

Localização subcelular e secreção

A maioria dos FGFs tem péptidos sinalizadores amino-terminais e são facilmente segregados das células. Os FGFs 9, 16 e 20 não possuem um péptido sinal amino-terminal óbvio, mas são, no entanto, segregados. O FGF1 e o FGF2 também não possuem sequências de sinalização, mas, ao contrário do FGF9, não são segregados; podem, no entanto, ser encontrados na superfície celular e na matriz extracelular.

O FGF1 e o FGF2 podem ser libertados de células danificadas ou podem ser libertados por um mecanismo exocitótico independente da via endoplasmática-reticulo-Golgi. Foi demonstrado que o FGF9 contém uma sequência hidrofóbica amino-terminal não clivada que é necessária para a secreção. Um terceiro subconjunto de FGFs (FGF11-14) carece de sequências de sinalização e pensa-se que permanece intracelular. A sequência amino-terminal adicional nestas proteínas contém sinais de localização nuclear, e as proteínas podem ser encontradas no núcleo; a função biológica dos FGFs com localização nuclear não é clara. [14,5]

<u>Padrões de expressão no desenvolvimento:</u>

Os 22 membros da família FGF dos mamíferos são diferencialmente expressos em muitos, se não em todos, os tecidos, mas os padrões e o momento da expressão variam. As subfamílias de FGFs tendem a ter padrões de expressão semelhantes, embora cada FGF também pareça ter locais de expressão únicos. Alguns FGFs são expressos exclusivamente durante o desenvolvimento embrionário (por exemplo, Fgf3, 4, 8, 15, 17 e 19), enquanto outros são expressos em tecidos embrionários e adultos (por exemplo, Fgf1, 2, 57, 9-14, 16, 18 e 20-23).

Os padrões de expressão dos FGFs sugerem que estes têm papéis importantes no desenvolvimento. Os FGFs sinalizam frequentemente de forma direcional e recíproca através das fronteiras epitelial-mesenquimal. A integridade destas vias de sinalização requer uma regulação extremamente apertada da atividade dos FGFs e da especificidade dos receptores. Por exemplo, no desenvolvimento dos membros dos vertebrados, a expressão mesenquimal de Fgf10 no mesoderma da placa lateral induz a formação da crista ectodérmica apical sobrejacente; a crista exprime subsequentemente Fgf8, que sinaliza de volta para o mesoderma subjacente. Esta sinalização direcional inicia circuitos de feedback e, juntamente com outras moléculas de sinalização, regula o crescimento e a modelação do membro.

RECEPTORES DE FGF:

Os receptores de tirosina-quinase FGFR contêm dois ou três domínios semelhantes à imunoglobulina e uma sequência de ligação à heparina. O splicing alternativo do mRNA do gene FGFR especifica a sequência da metade carboxi-terminal do domínio III da imunoglobulina, resultando na isoforma IIIb ou IIIc do FGFR. Este evento de splicing alternativo é regulado de uma forma específica para cada tecido e afecta dramaticamente a especificidade de ligação ligando-recetor. O exão IIIb é expresso em linhagens epiteliais e o exão IIIc tende a ser expresso em linhagens mesenquimatosas. Os ligandos específicos para estas formas de splice do recetor são expressos em tecidos adjacentes, resultando numa sinalização epitelial-mesenquimal direcional. Por exemplo, o FGFR2b expresso epitelialmente (ou seja, a isoforma IIIb do FGFR2) pode ser ativado pelo FGF7 e FGF10, ligandos produzidos no tecido mesenquimal. Estes ligandos não mostram qualquer atividade em relação ao FGFR2c expresso no mesênquima. Inversamente, o FGF8 é expresso no tecido epitelial e ativa o FGFR2c, mas não apresenta qualquer atividade em relação ao FGFR2b.

Interação com heparina ou proteoglicanos de sulfato de heparano

Uma caraterística importante da biologia do FGF envolve a interação entre o FGF e a heparina ou o proteoglicano de sulfato de heparano (HS) (HSPG). Estas interacções estabilizam os FGFs à desnaturação térmica e à proteólise e podem limitar severamente a sua difusão e libertação nos espaços intersticiais. Os FGFs têm de saturar os locais de ligação ao HS nas proximidades antes de exercerem um efeito nos tecidos mais afastados, ou então têm de ser mobilizados por enzimas que degradam a heparina/HS. A interação entre os FGFs e o HS resulta na formação de dímeros e oligómeros de ordem superior. Embora a forma biologicamente ativa do FGF esteja mal definida, foi estabelecido que a heparina é necessária para que o FGF active eficazmente o FGFR em células deficientes ou incapazes de sintetizar HSPG ou em células pré-tratadas com enzimas de degradação da heparina/HS ou inibidores da sulfatação. Estudos genéticos também demonstraram que as mutações nas enzimas envolvidas na biossíntese de HS afectam a via de sinalização do FGF durante o desenvolvimento. Um complexo mínimo contendo uma molécula de FGF por FGFR pode formar-se na ausência de HS. Estudos estruturais sugerem que a HS pode fazer a ponte entre o FGF2 e o FGFR ligando-se a um sulco formado pelos locais de ligação ao heparano tanto do ligando como do recetor.

FUNÇÃO:

Proliferação celular:

A proliferação celular por FGFs tem sido relatada em muitos tipos de células, incluindo células endoteliais, células estaminais e células epiteliais. O FGF1 é um fator de proliferação dos pré-adipócitos humanos que pode ser importante para a regulação global da adipogénese humana. O FGF7 (denominado KGF humano) está relacionado com o crescimento das células epiteliais. O FGF18 também demonstrou estimular a proliferação de osteoblastos primários de ratinho em cultura e de condrócitos primários, embora tenha inibido a diferenciação e a síntese de matriz destas células. [145]

Migração celular:

A migração celular é um processo central no desenvolvimento e manutenção de organismos multicelulares. A formação de tecidos durante o desenvolvimento embrionário, a cicatrização de feridas e as respostas imunitárias requerem o movimento orquestrado de células em determinadas direcções para locais específicos. As células migram frequentemente em resposta e em direção a sinais externos específicos, num processo conhecido como quimiotaxia.

A migração celular dos FGFs varia consoante as subfamílias. Tanto o FGF1 como o FGF2 desempenham papéis importantes na migração dos neurónios do gânglio coclear em ratos. Sabe-se que o FGF7 estimula a migração e a atividade plasminogénica dos queratinócitos humanos normais. O FGF8 é um potente quimioatractor na migração de células da crista neural mesencefálica.

Diferenciação celular:

Em biologia do desenvolvimento, a diferenciação celular é o processo pelo qual uma célula menos especializada se transforma num tipo de célula mais especializado. A diferenciação ocorre inúmeras vezes durante o desenvolvimento de organismos multicelulares, à medida que estes passam de um único zigoto para um sistema complexo de tecidos e tipos de células. A diferenciação também é comum nos adultos. Especificamente, as células estaminais adultas dividem-se e criam células filhas totalmente diferenciadas durante a reparação de tecidos e a renovação celular normal. A diferenciação altera drasticamente o tamanho, a forma, o potencial de membrana, a atividade metabólica e a capacidade de resposta de uma célula aos sinais. A diferenciação celular dos FGFs também varia consoante as subfamílias. O FGF1 e o FGF2 desempenham papéis importantes na diferenciação inicial dos neurónios do gânglio coclear em ratos. Além disso, o FGF2 estimula a diferenciação de células neuroepiteliais em neurónios e glia maduros. O FGF7 é essencial para a morfogénese dos queratinócitos suprabasais e para o estabelecimento do programa normal de diferenciação dos queratinócitos^][146]

<u>Angiogénese</u>:

A angiogénese é o processo de formação de novos vasos sanguíneos a partir de vasos pré-existentes. Este processo desempenha um papel fundamental em várias condições fisiológicas e patológicas, como o desenvolvimento embrionário, a reparação de feridas, a inflamação e o crescimento de tumores. A angiogénese é um processo com várias etapas que se inicia com a degradação da membrana basal por células endoteliais activadas que migram e proliferam, levando à formação de brotos sólidos de células endoteliais no espaço estromal. De seguida, formam-se alças vasculares e desenvolvem-se tubos capilares com a formação de junções estreitas e a deposição de uma nova membrana basal. Foram identificados numerosos indutores da angiogénese, incluindo membros da família do fator de crescimento endotelial vascular (VEGF), angiopoietinas, factores de crescimento transformadores alfa e beta (TGF-α e β), fator de crescimento derivado das plaquetas (PDGF), fator de necrose tumoral alfa (TNF-α), interleucinas, quimiocinas e membros da família do fator de crescimento dos fibroblastos (FGF). No entanto, apenas um número limitado dos 22 membros da família FGF foi investigado quanto ao seu potencial angiogénico *in vitro* e *in vivo*. As propriedades angiogénicas do FGF1 e do FGF2 são bem conhecidas. Especificamente, o FGF1 e o FGF2 induzem a promoção da proliferação de células endoteliais e a organização física das células endoteliais em estruturas semelhantes a tubos. Assim, promovem a angiogénese. O FGF1 e o FGF2 são factores angiogénicos mais potentes do que o fator de crescimento endotelial vascular (VEGF) ou o fator de crescimento derivado das plaquetas (PDGF). O FGF4 também tem propriedades angiogénicas. [14 7]

Tabela 1- Funções dos factores de crescimento dos fibroblastos.

Function	Subfamily related to the function	Target cell
Cell proliferation	FGF1, FGF2	Preadipocyte
		Endothelial cell, epithelial cell, fibroblast cell, neural stem cell
	FGF4	Trophoblast stem cell
	FGF7, FGF10	Epithelial cell
	FGF18	Osteoblast, chondrocytes, osteoclast
Cell migration	FGF2	Astrocyte, myogenic cell
	FGF4	Myogenic cell
	FGF7	Epithelial cell, keratinocyte
	FGF8	Neural crest cell
Cell differentiation	FGF1, FGF2	Neuroepithelial
	FGF7	Keratinocyte
	FGF20	Monkey stem cell
Angiogenesis	FGF1, FGF2	Endothelial cell

Courtesy - Yun YR, Won JE, Jeon E, Lee S, Kang W, Jo H, *et al.* Fibroblast growth factors: biology, function, and application for tissue regeneration. J Tissue Eng 2010

5. <u>FACTOR DE CRESCIMENTO ENDOTELIAL VASCULAR</u>

O fator de crescimento endotelial vascular (VEGF, VEGF-A) é um potente mitogénio para as células endoteliais micro e macrovasculares derivadas das artérias, veias e linfáticos. O VEGF é um fator de crescimento segregado que medeia os seus efeitos biológicos através da ligação a dois receptores transmembranares de tirosina quinase, o VEGFR-1 e o VEGFR2. A proliferação de células endoteliais vasculares é um requisito para o desenvolvimento e diferenciação de órgãos durante a embriogénese e para a reparação de tecidos e várias funções no adulto.

DESCOBERTA DO VEGF:

Linhas de investigação independentes contribuíram para a descoberta do VEGF. Em 1983, Senger e colaboradores relataram a identificação, no sobrenadante de uma linha de células tumorais de cobaia, do fator de permeabilidade vascular (VPF), uma proteína que induzia a fuga vascular. [14 8] Estes autores propuseram que o VPF poderia ser um mediador da elevada permeabilidade dos vasos sanguíneos tumorais.

Folkman *et al.* [14 9] iniciaram os primeiros esforços no sentido de isolar um "fator de angiogénese tumoral" a partir de tumores humanos e animais. Posteriormente, foram comunicados os efeitos angiogénicos de vários factores, incluindo o fator de crescimento epidérmico, o TGF, o TNF, a angiogenina, etc. Todas estas moléculas demonstraram ter atividade em bioensaios de angiogénese - quer diretamente, promovendo a proliferação de células endoteliais, quer indiretamente, através do recrutamento de células inflamatórias que poderiam, por sua vez, libertar mitogénios endoteliais. Os autores propuseram que o VPF poderia ser um mediador da elevada permeabilidade dos vasos sanguíneos tumorais. Senger *et al.* [148] relataram a purificação e o sequenciamento de aminoácidos NH2-terminal da VPF de porco-da-índia em 1983. Em 1989, Ferrara e Henzel [15 0] comunicaram o isolamento de um mitogénio difusível específico das células endoteliais a partir de um meio condicionado por células foliculares da hipófise bovina, que designaram por "fator de crescimento endotelial vascular" para refletir a especificidade restrita das células-alvo desta molécula. A sequenciação dos aminoácidos NH2-terminais do VEGF purificado provou que esta proteína era distinta dos mitogénios conhecidos das células endoteliais, como o aFGF ou o bFGF, e que, de facto, não correspondia a nenhuma proteína conhecida nas bases de dados disponíveis. Posteriormente, Connolly *et al.* [151] deram seguimento ao trabalho de Senger *et al.* e comunicaram, de forma independente, o isolamento e a sequenciação do VPF humano a partir de células U937. A clonagem do cDNA do VEGF e do VPF, comunicada também em 1989, demonstrou que o VEGF e o VPF eram a mesma molécula. Este facto foi surpreendente, tendo em conta que outros mitogénios de células endoteliais, como o FGF, não aumentam a permeabilidade vascular. A descoberta de que o VEGF é potente, difusível e específico para as células endoteliais vasculares levou à hipótese de que esta molécula poderia desempenhar um papel na regulação do crescimento fisiológico e patológico dos vasos sanguíneos.

Isoformas de VEGF:

O VEGF tem uma homologia significativa com o PDGF, e todas as oito cisteínas encontradas nas cadeias A e B do PDGF são conservadas no VEGF. O gene humano VEGF-A está organizado em oito exões, separados por sete intrões e está localizado no cromossoma 6p21.3. O splicing alternativo do exão resulta na geração de quatro isoformas diferentes, com 121, 165, 189 e 206 aminoácidos, respetivamente, após a clivagem da sequência de sinal (VEGF121, VEGF165, VEGF189, VEGF206). O VEGF165, a isoforma predominante, carece dos resíduos codificados pelo exão 6, enquanto o VEGF121 carece dos resíduos codificados pelos exões 6 e 7.

O VEGF é uma glicoproteína homodimérica de ligação à heparina de 45 kDa. Estas propriedades correspondem de perto às do VEGF165, que é efetivamente a principal isoforma do VEGF. A solução da estrutura cristalina do VEGF mostrou que o VEGF forma um homodímero antiparalelo ligado covalentemente por duas pontes dissulfureto entre Cys-51 e Cys-60. Este modo de dimerização é semelhante ao dos monómeros de PDGF. A caraterística dominante no monómero do VEGF é o motivo do nó de cistina que se encontra noutros GFs. Embora o monómero do VEGF se assemelhe ao do PDGF, o seu segmento NH2-terminal é helicoidal em vez de estendido. O VEGF121 é um polipéptido ácido que não se liga à heparina. O VEGF189 e o VEGF206 são altamente básicos e ligam-se à heparina com elevada afinidade. O VEGF121 é uma proteína livremente difusível. Em contraste, o VEGF189 e o VEGF206 estão quase completamente sequestrados na MEC. O VEGF165 tem propriedades intermédias, uma vez que é segregado, mas uma fração significativa permanece ligada à superfície celular e à MEC. As isoformas ligadas à MEC podem ser libertadas de forma difusível pela heparina ou pela heparinase, que as desloca da sua ligação a moléculas semelhantes à heparina, ou pela clivagem da plasmina no terminal COOH, que gera um fragmento bioativo constituído pelos primeiros 110 aminoácidos NH2-terminais. Dado o papel importante da ativação do plasminogénio durante os processos fisiológicos e patológicos de angiogénese, este mecanismo proteolítico pode ser particularmente importante na regulação local da atividade e biodisponibilidade do VEGF.

É importante notar que a perda do domínio de ligação à heparina resulta numa redução da atividade mitogénica do VEGF. Estes resultados sugerem que o VEGF165 tem características óptimas de biodisponibilidade e potência biológica.

ACTIVIDADES DO VEGF:

1. **Mitogénese, angiogénese e sobrevivência endotelial:**

   Uma atividade in vitro bem documentada do VEGF é a capacidade de promover o crescimento de células endoteliais vasculares derivadas de artérias, veias e linfáticos. O VEGF promove a angiogénese em modelos tridimensionais in vitro, induzindo células endoteliais microvasculares confluentes a invadir géis de colagénio e a formar estruturas semelhantes a capilares. [152] O VEGF também provoca uma resposta angiogénica pronunciada numa variedade de modelos *in vivo*, incluindo a membrana corioalantóica do pinto[153] , a córnea do coelho[154] , a íris do primata[155] , etc. O VEGF é também um fator de sobrevivência para as células endoteliais, tanto *in vitro* como *in vivo*. [156]

2. **Efeitos do VEGF nas células da medula óssea e na hematopoiese:**

   As células da cavidade medular formam uma rede contínua na qual as células do estroma estão intercaladas com progenitores hematopoiéticos e endoteliais. As células estaminais hematopoiéticas (HSC), capazes de dar origem a todas as linhagens de células sanguíneas, encontram-se frequentemente em grupos com células endoteliais, o principal tipo de células envolvido na formação de vasos sanguíneos. Apesar da proximidade das células que respondem ao VEGF, a hematopoiese ocorre independentemente da neoangiogénese na medula óssea adulta, sugerindo que o VEGF regula os dois processos por mecanismos diferentes. Verificou-se que o VEGF é produzido pelas HSCs após estimulação com citocinas. O VEGF tem efeitos hematopoiéticos, induzindo a formação de colónias por subconjuntos maduros de células progenitoras de granulócitos e macrófagos. O VEGF aumenta a produção de células B e a geração de células mieloides imaturas.

3. **Aumento da permeabilidade vascular:**

O VEGF é também conhecido como VPF, devido à sua capacidade de induzir a fuga vascular. Esta atividade de aumento da permeabilidade está na base de importantes funções desta molécula na inflamação e noutras circunstâncias patológicas. Vários estudos apontaram para o papel crítico do óxido nítrico (NO) na permeabilidade vascular induzida pelo VEGF, bem como na angiogénese[157-158]. Foi proposto que o aumento da permeabilidade microvascular é um passo necessário e suficiente para a angiogénese, ao permitir o extravasamento de fibrina, que representa um suporte para a proliferação e migração das células endoteliais[159].

4. **Crescimento esquelético e formação óssea endocondral:**

A formação óssea endocondral é um mecanismo fundamental para o crescimento longitudinal do osso. A cartilagem, um tecido avascular, é substituída por osso num processo designado por ossificação endocondral. O VEGF regula positivamente a expressão de factores de crescimento e citocinas nas células endoteliais e desempenha um papel importante durante o processo de ossificação intramembranosa. O VEGF tem impacto nas células endoteliais e inicia o processo de angiogénese que recruta células mesenquimatosas originais que migram para a cartilagem ou para o tecido conjuntivo subperiosteal através dos vasos sanguíneos neonatais. Durante o processo de ossificação endocondral, as células mesenquimais diferenciam-se em condrócitos e sofrem hipertrofia dos condrócitos. A partir daí, inicia-se o processo de formação óssea. Por outro lado, durante o processo de ossificação intramembranosa, as células mesenquimais que migram para o tecido conjuntivo subperiosteal diferenciam-se diretamente em osteoblastos e iniciam o processo de formação óssea. **(Fig.13)**

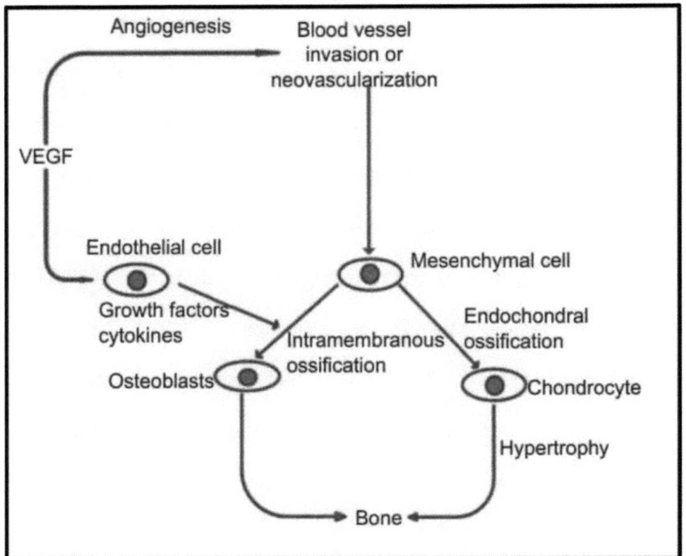

Figura 13 - Esquema dos efeitos do VEGF na angiogénese e na osteogénese.

(Cortesia- Yang YQ, Tan YY, Wong R, Wenden A, Zhang LK, Rabie AB. O papel do fator de crescimento endotelial vascular na ossificação. Int J Oral Sci 2012)

O ARNm do VEGF é expresso pelos condrócitos hipertróficos na placa de crescimento epifisário, sugerindo que é necessário um gradiente de VEGF para o crescimento direcional e a invasão da cartilagem pelos vasos sanguíneos metafisários. Um estudo recente indica que o ARNm do VEGF nos osteoblastos é induzido pelas proteínas morfogenéticas ósseas (BMPs), sugerindo que o VEGF produzido pelos osteoblastos em resposta às BMPs pode associar a angiogénese à formação óssea. [160] Por outro lado, o VEGF pode induzir a expressão de BMP-2 nas células endoteliais, sugerindo que as células endoteliais podem também desempenhar um papel osteogénico através de uma estimulação dos osteoblastos dependente de BMP-2. Além disso, o VEGF tem efeitos quimiotácticos directos e outros efeitos nos osteoblastos e osteoclastos. Isto indica não só que o recrutamento de vasos sanguíneos dependente do VEGF é essencial para associar a reabsorção da cartilagem à formação óssea, mas também que os efeitos do VEGF na homeostase óssea são complexos e envolvem efeitos directos nas células ósseas.

<u>APLICAÇÕES CLÍNICAS DOS FACTORES DE CRESCIMENTO</u>

FACTORES DE CRESCIMENTO NA ENDODONTIA REGENERATIVA

Os factores de crescimento desempenham um papel crucial na endodontia regenerativa, uma área da medicina dentária que se centra na regeneração dos tecidos dentários, em particular do complexo dentina-polpa. A endodontia regenerativa é definida como "procedimentos de base biológica concebidos para substituir as estruturas dentárias danificadas, incluindo a dentina e as estruturas radiculares, bem como as células do complexo polpa-dentina". Com base nesta definição, a terapia endodôntica regenerativa (RET) tem como objetivo regenerar o complexo dentina-polpa danificado por infeção, trauma ou anomalia de desenvolvimento de dentes permanentes imaturos com polpa necrótica.

Existem três resultados de tratamento da endodontia regenerativa: 1) resolução dos sinais e sintomas clínicos; 2) continuação da maturação radicular; e 3) retorno da neurogénese. Sabe-se que os resultados são variáveis para estes objectivos e que a verdadeira regeneração do complexo polpa/dentina não é alcançada.

Os dentes permanentes imaturos com polpa necrótica/periodontite apical são tradicionalmente tratados com um procedimento de apexificação utilizando hidróxido de cálcio para induzir a formação de uma barreira de tecido duro apical ou um tampão de MTA apical antes da obturação do canal radicular. [6[11-63]] O procedimento de apexificação com hidróxido de cálcio requer normalmente várias visitas de tratamento durante um período de tempo alargado. [16 3] O resultado do tratamento da apexificação com hidróxido de cálcio e da obturação apical com MTA parece ser compatível. [163 >164] No entanto, um procedimento de apexificação não tem potencial para restaurar a vitalidade do tecido danificado no espaço do canal e promover a maturação da raiz (espessamento das paredes do canal radicular e/ou fechamento apical) de dentes permanentes imaturos com polpa necrótica. No ano de 2001, uma nova opção de tratamento denominada "revascularização" foi introduzida na endodontia para tratar um dente permanente imaturo com periodontite apical e trato sinusal. [165] O termo "revascularização" foi usado pela primeira vez por Iwaya *et al.*[165] Mais tarde, revitalização em vez de revascularização foi proposto como um termo mais aplicável, pois os tecidos regenerados no espaço do canal não eram apenas vasos sanguíneos, mas também tecidos duros e moles. [166] O termo "endodontia regenerativa" foi adotado pela Associação Americana de Endodontistas em 2007, com base num conceito de engenharia de tecidos. A endodontia regenerativa aplica o conceito da tríade da engenharia de tecidos, células estaminais, scaffold biomimético e FGs bioactivos no espaço do canal para regenerar o tecido pulpar danificado por infeção, trauma ou anomalias de desenvolvimento. **(Fig. 14)**

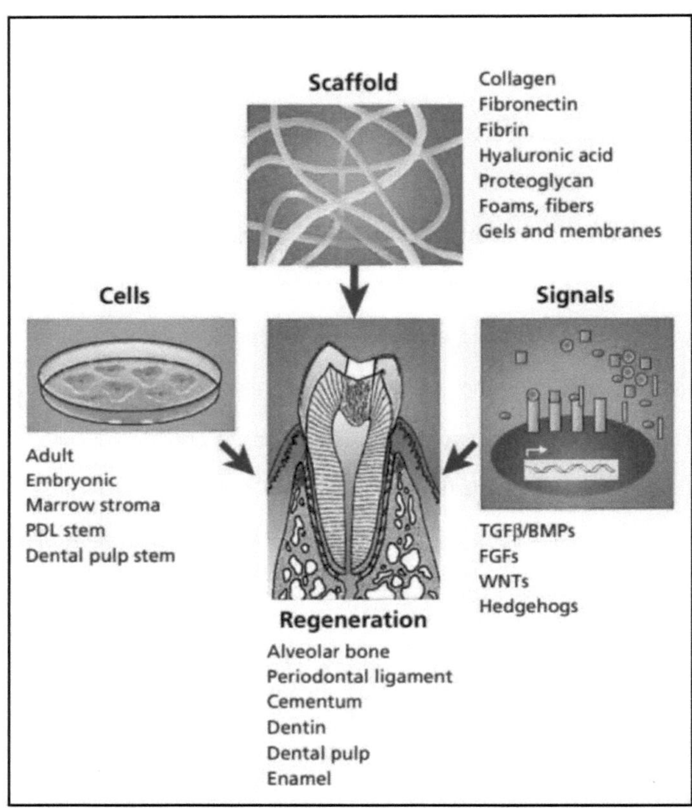

Figura 14- Os três elementos-chave para a engenharia de tecidos dentários: sinais para a morfogénese, células progenitoras/estaminais e suportes de componentes da matriz extracelular.

(**Cortesia-** Nakashima M, Reddi AH. A aplicação de proteínas morfogenéticas ósseas à engenharia de tecidos dentários. Nat Biotechnol 2003)

O termo "revitalização" foi utilizado pela declaração de posição da Sociedade Europeia de Endodontologia (ESE) em 2016. A endodontia regenerativa foi pioneira nos estudos experimentais de Nygaard-Ostby [16 7] e Nygaard-Ostby & Hjortdal. [16 8]

Nygaard-Ostby & Hjortdal induziram a hemorragia dos tecidos periapicais para o espaço do canal quimio-mecanicamente desbridado dos dentes, que foi parcialmente preenchido com obturação radicular. O exame histológico dos dentes extraídos após 9 dias a 3 anos revelou que se formou tecido conjuntivo fibroso e cemento celular no espaço apical do canal dos dentes que originalmente continham polpa vital. No entanto, nos dentes com polpa necrótica não se formou tecido de reparação no espaço apical do canal.

Clinicamente, Iwaya *et al.* foram o primeiro grupo a aplicar o conceito de revascularização para tratar dentes permanentes imaturos com periodontite apical e trato sinusal. [16 5] O seu conceito baseou-se nas experiências aprendidas com a revascularização de dentes de cão imaturos reimplantados e auto-transplantados, bem como na desinfeção do canal radicular com uma mistura de antibióticos, ciprofloxacina e metronidazol. O seu tratamento resultou na eliminação do sintoma/sinal clínico e da periodontite apical, bem como na promoção do espessamento das paredes do canal e do encerramento apical do dente permanente imaturo.

O protocolo de revascularização foi proposto por Banchs & Trope[169] , baseado nas experiências observadas na revascularização de dentes reimplantados[170] , na desinfeção do canal radicular e na indução de coágulo sanguíneo no espaço do canal. [171] Trope adicionou o antibiótico minociclina ao utilizado por Iwaya *et al. e ficou* conhecido como pasta tripla de antibióticos. O seu tratamento também mostrou a eliminação do sintoma/sinal clínico e da periodontite apical, além de promover o espessamento das paredes do canal e o fechamento apical de dentes permanentes imaturos com periodontite apical. Assim, a endodontia regenerativa foi recomendada como uma alternativa de tratamento à apicificação tradicional para dentes permanentes imaturos com polpa necrótica.

As técnicas de revitalização em Endodontia não se baseiam no transplante de uma população expandida de SCs para o canal radicular, mas sim na utilização de factores de mobilização, incluindo GFs, agentes quimiotácticos e outros factores de sinalização, para "alojar" as células no sistema de canais radiculares a partir da vasculatura periapical para o local da lesão. O homing de SCs é definido como o recrutamento de SCs endógenas da medula óssea e de outros nichos através da sinalização de factores de "mobilização" para o local da lesão para induzir a reparação. Os FG determinam o destino das células estaminais/progenitoras e são frequentemente imobilizados em suportes para ajudar a promover a regeneração dos tecidos no âmbito da engenharia de tecidos. Uma gama de FGs é considerada importante na reparação/regeneração da polpa, incluindo os que visam a diferenciação celular da superfamília TGF e outros que visam processos celulares como a angiogénese, a neurogénese e a migração celular.

Durante a consulta inicial de revitalização, há uma instrumentação mínima, desinfeção química profusa e colocação de um medicamento entre consultas, enquanto na segunda consulta, a agitação mecânica cria hemorragia (para transplantar SCs e GFs endógenos) da região periapical e formação de coágulos de fibrina no canal radicular, antes da restauração coronal. Os relatórios iniciais do procedimento ofereciam a perspetiva excitante de regeneração de um tecido biológico vital dentro do sistema de canais radiculares e de desenvolvimento contínuo da raiz[172]. [172] Como resultado, o objetivo da revitalização foi estabelecido para resolver os sinais e sintomas e promover um maior comprimento, espessura e maturação da raiz, bem como regenerar um tecido reativo vital no sistema de canais radiculares. Infelizmente, embora uma resposta regenerativa pareça possível quando a bainha epitelial radicular de Hertwig, a papila apical e o tecido vital permanecem. Como resultado, foi dada uma atenção específica ao desenvolvimento de métodos que aproveitam os componentes bioactivos fossilizados da matriz da dentina, incluindo os GFs e outras moléculas de sinalização, com irrigantes, medicamentos e materiais. Os irrigantes de desinfeção e os medicamentos utilizados na RET influenciam a libertação de factores de crescimento da dentina. Além disso, estão a ser investigados novos scaffolds funcionalizados como um mecanismo para a libertação controlada de FGs angiogénicos e outros FGs exógenos para apoiar e melhorar a resposta regenerativa. [173,174] Foi demonstrado que várias moléculas biológicas estão incorporadas na matriz da dentina e podem ser libertadas quando ocorre a desmineralização. [53] Estas moléculas da matriz da dentina incluem factores de crescimento, proteínas não colagénicas e glicosaminoglicanos. Durante o RET, é utilizado um agente condicionador da dentina para libertar os sinais biológicos aprisionados da matriz da dentina antes de ser provocada a hemorragia apical. Estas moléculas biológicas podem direcionar o comportamento das células mobilizadas para os canais radiculares pela hemorragia apical para a regeneração da polpa. Entre os factores de crescimento libertados da matriz dentinária, o TGF-β1, os factores de crescimento dos fibroblastos 2 (FGF2) e os factores de crescimento derivados das plaquetas (PDGF) aumentam a migração celular; o PDGF e os factores de crescimento endotelial vascular (VEGF) controlam a angiogénese; o TGF-β1, o FGF2, o VEGF e os factores de crescimento semelhantes à insulina estimulam a proliferação celular; as proteínas morfogenéticas ósseas e o FGF2 promovem a dentinogénese.

Interação entre as células estaminais e os factores de crescimento:

As SCs constituem um componente essencial da engenharia de tecidos e dos procedimentos de homing celular, sendo auto-renováveis e tendo a capacidade de se diferenciar em múltiplas linhagens de tecidos. As populações de SC nos nichos dentários e centrais são potencialmente importantes para contribuir para os procedimentos de revitalização, incluindo as células estaminais da polpa dentária (DPSCs), as células estaminais da papila apical (SCAPs), as células estaminais do ligamento periodontal humano (PDLSCs), bem como as populações de SC residentes no centro, como as células estaminais estromais da medula óssea humana (BMSSCs) e as células estaminais hematopoiéticas (HSCs). O comportamento das SC pode ser modulado pela produção dos próprios GFs e pelos GFs libertados pela dentina, por outras células ou por materiais de suporte.

As DPSCs estão localizadas na região central do espaço pulpar e têm a capacidade de migrar, proliferar e diferenciar-se em células semelhantes a odontoblastos após a morte dos odontoblastos primários na dentinogénese terciária reparadora. Embora seja improvável que representem um nicho significativo de SC após necrose pulpar, as DPSCs podem sobreviver e diferenciar-se em linhagens osteogénicas/dentinogénicas em pulpite irreversível e necrose precoce, quando pelo menos algum tecido vital pode persistir apicalmente. Os FGs, como o fator de crescimento básico dos fibroblastos (bFGF), aumentam a migração das DPSCs em géis de colagénio 3D, enquanto outro FG, a proteína morfogénica óssea (BMP)-7, induz a diferenciação osteogénica mas não a migração celular. Este facto realça o papel complementar e variável de cada GF nos processos regenerativos dentários. As DPSCs também promovem indiretamente a migração celular e a proliferação de progenitores neuronais, indicando que os factores de mobilização produzidos pelas DPSCs podem recrutar progenitores de células neurais e estimular a maturação neuronal e a neuritogénese. As SCAPs e as DPSCs partilham semelhanças e diferenças. Após a necrose pulpar, o recrutamento de SCAPs ou SCs que migram do sistema sanguíneo torna-se mais importante e mais complexo do que o recrutamento de DSPCs devido à perda do suprimento sanguíneo pulpar. Durante a periodontite apical, as SCAPs retêm a vitalidade e a capacidade de se desenvolverem e podem sofrer diferenciação osteogénica e angiogénica sob a influência de GFs. Os GFs quimiotácticos, incluindo o TGF-β1, o fator de crescimento derivado das plaquetas (PDGF) e o bFGF, estimulam a migração das SCAPs. As PDLSCs estão localizadas à volta da raiz, entre o osso e o cemento, participando na formação do cemento, bem como na formação óssea. Durante os procedimentos de revascularização, é necessário aumentar a espessura e o comprimento da parede dentinária da raiz, bem como estimular o fechamento apical com cemento, e o recrutamento de PDLSCs pode contribuir para isso; no entanto, é improvável que as células do ligamento periodontal sejam capazes de se diferenciar em células semelhantes a odontoblastos no espaço pulpar. A angiogénese e a neovascularização são fundamentais para a sobrevivência e migração das HSC, com o potente GF angiogénico, VEGF, a estimular as células endoteliais derivadas da medula óssea e o recrutamento de células perivasculares. Tanto os estudos *in vitro* como *in vivo demonstraram* que o tratamento com VEGF recombinante humano induziu fortemente a mobilização de células precursoras endoteliais [175], realçando a importância dos GFs de origem dentária para atrair as BMSCs para o local da lesão no canal radicular.

A matriz de dentina como fonte endógena de FGs:

Durante o processo de acolhimento celular no espaço do canal radicular, o irrigante, o material de restauração dentária e o suporte não só entram em contacto com as células migratórias, como também interagem com a superfície da dentina. A dentina é um reservatório para uma vasta gama de componentes bioactivos da matriz dentinária (DMCs), que são armazenados na matriz durante o desenvolvimento. Foram identificados vários grupos bioactivos, incluindo BMPs, GFs e proteases tecidulares, sendo o aproveitamento terapêutico destas moléculas fundamental para o processo de reparação da polpa dentinária. De facto, a libertação de componentes bioactivos, incluindo citocinas angiogénicas, metabólicas e quimiotácticas, é provavelmente a chave para permitir processos regenerativos após cáries, traumatismos dentários ou durante procedimentos de revitalização. Foi demonstrada a capacidade do ácido etilenodiamino tetra-acético (EDTA) [176], do agregado de trióxido mineral (MTA) [177], do hidróxido de cálcio [178], dos adesivos dentários [179], da ativação ultra-sónica [40] e dos modificadores epigenéticos (inibidores da histona desacetilase) [180] para facilitar a libertação de DMCs e aumentar a resposta regenerativa.

A irrigação, como parte da desinfeção química, tem atraído particular atenção, uma vez que tem o potencial de libertar uma gama de DMCs, incluindo GFs benéficos para a migração, proliferação e diferenciação celular. A irrigação com EDTA a 17% pode libertar membros da família TGF-β da matriz extracelular da dentina. No entanto, o hipoclorito de sódio pode ter um efeito deletério na sobrevivência e capacidade de diferenciação das células SCAP, o que leva a sugerir que o enxaguamento final nos procedimentos de homing celular deve ser feito com uma solução de EDTA a 17%, enquanto outros salientaram melhorias na aderência e viabilidade das células SCAP utilizando nanopartículas libertadoras de dexametasona para condicionar a dentina. Um desinfetante alternativo, a clorexidina, em combinação com 5 min de condicionamento com EDTA, também inibiu a libertação de FG da dentina em comparação com o EDTA isolado, mas em menor grau do que o NaOCl; nomeadamente, este efeito inibitório poderia ser revertido se o condicionamento com EDTA fosse duplicado para 10 min. A interação observada pode ser devida à substantividade da clorexidina que interfere com a libertação de FG da dentina; no entanto, continua a ser atualmente a alternativa mais adequada ao NaOCl em casos de revitalização. **(Fig. 15)**

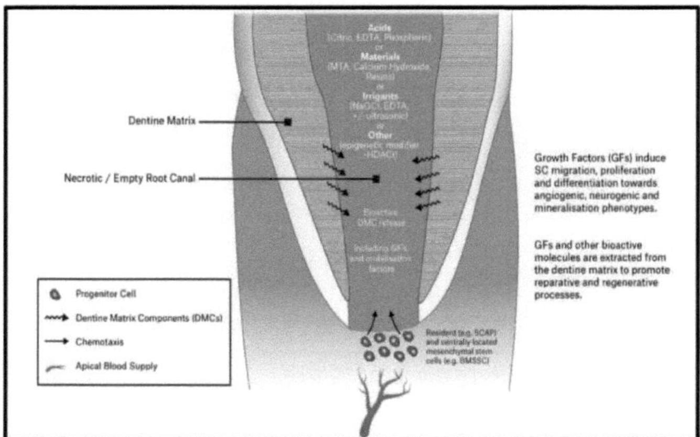

Figura 15- Influência dos componentes da matriz dentinária extraídos por uma gama de condicionadores, irrigantes e materiais dentários na migração celular, angiogénese, mineralização e eventos regenerativos.

(Cortesia- Duncan HF, Kobayashi Y, Shimizu E. Growth factors and cell homing in dental tissue regeneration. Curr Oral Health Rep 2018)

O ácido cítrico é um agente quelante, com um potente efeito anti-bacteriano, e é utilizado como agente condicionador do canal radicular dentário. O ácido cítrico é tão eficaz como o EDTA na remoção do componente inorgânico da smear layer e na descalcificação da dentina. Na endodontia regenerativa, Hristov *et al.* sugeriram que o ácido cítrico a 10% pode ser usado em combinação com NaOCl a 1,5%, uma vez que não há diferença estatisticamente significativa entre o efeito do ácido cítrico a 10% e do EDTA a 17% na vitalidade dos SCAPs. [8[11]] Além disso, Chae *et al.* verificaram que o ácido cítrico a 10% é eficaz na libertação de TGF-β1 *in vitro*, com maior biocompatibilidade do que o EDTA. [[18]2] Estudos recentes mostraram que o condicionamento com ácido cítrico a 10% é evidentemente mais potente do que o EDTA a 17% na libertação de TGF-β1. [182,1[83]] Consequentemente, o ácido cítrico tem um efeito significativamente elevado na migração, fixação e sobrevivência das células estaminais.

Em termos de medicamentos, o hidróxido de cálcio é mais eficaz na extração de DMCs do que o medicamento mais utilizado nos procedimentos de revitalização, a pasta tripla antibiótica (TAP), particularmente numa formulação à base de água em vez de à base de óleo. [37]

Coágulo de sangue:

A indução de hemorragia intracanal no RET consiste em provocar intencionalmente uma hemorragia do tecido periapical para o espaço do canal. O objetivo é fornecer um coágulo sanguíneo como suporte e introduzir factores de crescimento derivados de plaquetas e células estaminais mesenquimatosas no espaço do canal para uma possível regeneração do tecido pulpar. Acreditava-se que as células estaminais induzidas no espaço do canal eram provenientes da papila apical. A indução de hemorragia periapical no espaço do canal nem sempre é possível. Isto pode dever-se à destruição grave dos tecidos periapicais. Se não for possível induzir a hemorragia periapical na consulta de tratamento, o procedimento pode ser adiado para as consultas seguintes até que os tecidos periapicais recuperem da lesão grave. **(Fig. 16)**

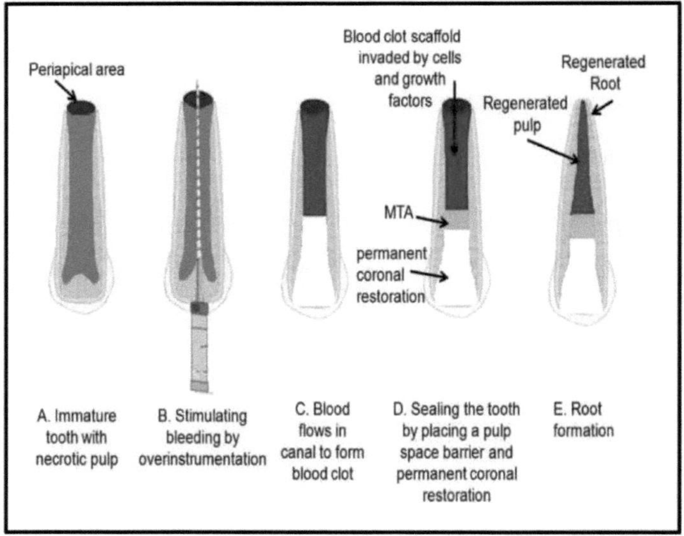

Figura 16- Representação esquemática do procedimento de revascularização do canal radicular (**Cortesia-** https://lveallentown.com/traumatic-injuries-adults-and-children/)

O plasma rico em plaquetas (PRP) e a fibrina rica em plaquetas (PRF) têm sido utilizados como um suporte em vez de um coágulo sanguíneo porque o PRP e a PRF são ricos em factores de crescimento, que podem ajudar a melhorar a regeneração do complexo pulpar-dentinário. No entanto, uma revisão sistemática de estudos clínicos de concentrações de plaquetas na revitalização de dentes necróticos imaturos demonstrou que o PRP ou PRF não foi significativamente superior a um coágulo sanguíneo na promoção do espessamento das paredes do canal/continuação do desenvolvimento radicular no RET. [184] Mesmo uma combinação de fibrina rica em plaquetas e coágulo sanguíneo, em comparação com o coágulo sanguíneo isolado, não melhorou os resultados da RET. [185]

Os materiais naturais e sintéticos têm sido utilizados como suporte em RET. Para além de uma estrutura 3D, o suporte tem de imitar uma matriz extracelular em termos de propriedades biológicas e físicas. O scaffold deve ser biodegradável, ter uma elevada porosidade e um tamanho de poro adequado. Os GFs foram incorporados no scaffold para facilitar a regeneração do tecido pulpar. [As quatro fases da cicatrização de feridas, hemostase, inflamação, proliferação e maturação, são controladas por FGs e citocinas. Diferentes GFs têm uma expressão temporal e espacial específica durante a cicatrização de feridas nos tecidos lesionados. Uma questão interessante é a de saber se a adição de GFs no RET melhora a regeneração ou a reparação do tecido pulpar. A regeneração é definida como a restauração da arquitetura dos tecidos e da função biológica dos tecidos danificados por um tecido semelhante ao tecido original. A reparação é a substituição do tecido danificado por tecido diferente do tecido original e a perda da função biológica. Em estudos com animais e humanos, o tecido pulpar danificado no espaço do canal de dentes imaturos após a RET é substituído por osso, cemento e tecido semelhante ao ligamento periodontal. Portanto, o RET é considerado um processo reparador e não regenerativo histologicamente. [187,1⁸⁸] A regeneração do complexo dentino-pulpar no espaço do canal de dentes permanentes imaturos com polpa necrótica após a RET requer células estaminais mesenquimais introduzidas no canal para se diferenciarem em odontoblastos. Está bem demonstrado que as células estaminais da papila dentária [1⁸ 9], as células estaminais da papila apical [190], as células estaminais dos dentes decíduos esfoliados [191] e as células estaminais dos tecidos pulpares inflamados [192] são capazes de se diferenciar em células odontoblastóides.

Em estudos RET em humanos e animais, as células estaminais induzidas no espaço do canal pareciam ser do ligamento periodontal e da medula óssea e não da papila apical, porque os tecidos formados no espaço do canal são tecidos semelhantes ao cemento e ao osso.

Perspectivas futuras na regeneração da polpa dentária:

Até à data, existem apenas alguns exemplos de terapia com células estaminais bem sucedida: por exemplo, a reconstituição do sangue [193], a regeneração da córnea [194] e a regeneração da pele [195]. [195] A abordagem de homing celular na regeneração de tecidos pode ser observada na cicatrização de feridas em tecidos normais. Com base em estudos de endodontia regenerativa em humanos e animais, a regeneração da polpa dentária pode ser conseguida através de abordagens baseadas em células e de homing celular.

Abordagem baseada em células: Em modelos animais, foi demonstrado que a regeneração de tecido semelhante à polpa era possível após o transplante de células estaminais em fatias de dentes, cilindros de dentina e mesmo em raízes dentárias inteiras, utilizando um conceito de engenharia de tecidos. [^151 6] No entanto, estes estudos em animais foram realizados num ambiente estéril e não num ambiente infetado semelhante a um sistema de canais radiculares infetado em condições clínicas. Mais recentemente, a abordagem baseada em células para a regeneração da polpa foi iniciada num ensaio clínico em dentes com pulpite irreversível. [1 7] Estudos em animais e humanos fornecem algumas provas de princípio de que a regeneração do tecido pulpar pode ser conseguida através da abordagem baseada em células. No entanto, na prática clínica, é necessário ultrapassar vários desafios, tais como a disponibilidade e o isolamento de células estaminais autólogas, o armazenamento, a expansão, a cultura, o manuseamento, a contaminação, as instalações de boas práticas de fabrico, as políticas regulamentares governamentais e a competência do clínico. Por conseguinte, a abordagem baseada em células da endodontia regenerativa pode ser mais dispendiosa do que a obturação apical com MTA e a obturação do canal radicular, especialmente quando os resultados da endodontia regenerativa e da obturação apical com MTA de dentes permanentes imaturos com polpa necrótica ainda não são claros. No entanto, a endodontia regenerativa tem o potencial de maturação radicular, embora este resultado não seja previsível.

Abordagem de homing celular: A estratégia de homing celular para a regeneração da polpa baseia-se em moléculas de sinalização para a migração, proliferação e diferenciação de células estaminais/progenitoras. O atrativo de uma estratégia de homing celular na Endodontia clínica em comparação com uma terapia baseada em células é que não há necessidade de isolar e fornecer SCs exógenas. Esta abordagem pode ser mais traduzível clinicamente em comparação com a abordagem baseada em células, porque não há necessidade de isolamento de células e processos de expansão e aprovações governamentais para a utilização de GFs. O conceito de homing celular para a regeneração da polpa foi testado pela primeira vez num modelo animal ectópico, utilizando vários FGs. [18] Neste estudo, dentes humanos extraídos com uma única raiz foram extirpados da polpa e esterilizados, e os canais radiculares dos dentes foram preenchidos com estruturas de colagénio e combinações de FGs, tais como factores de crescimento de fibroblastos básicos, factores de crescimento derivados de plaquetas, factores de crescimento endotelial vascular, factores de crescimento nervoso e proteínas morfogenéticas ósseas. Os dentes foram implantados no tecido subcutâneo de ratos durante 3 semanas. A análise histológica e o ensaio de imunoabsorção enzimática revelaram a formação de tecidos vascularizados e reinervados com tecido duro semelhante à dentina no espaço do canal radicular dos dentes colhidos. Achados semelhantes foram relatados noutro estudo em animais utilizando um modelo de infeção ortotópica. [19] No entanto, nenhuma célula semelhante a odontoblastos estava presente ao longo do tecido mineralizado regenerado. Pode concluir-se que é questionável que um tecido conjuntivo frouxo vascularizado sem células semelhantes a odontoblastos, com os seus processos citoplasmáticos a estenderem-se para o tecido mineralizado, possa ser qualificado como um tecido semelhante à polpa.

É provável que os GFs tenham uma expressão temporal e espacial, bem como papéis específicos durante os procedimentos de "cell-homing"; no entanto, a natureza exacta da interação complexa ainda não foi totalmente elucidada. Para compreender melhor a interação clínica dos GFs, é sensato analisá-la de forma sequencial, destacando a melhor estratégia terapêutica atual para otimizar a libertação de GFs durante a revitalização. No pré-operatório, é pouco provável que haja uma libertação significativa de FGs reparadores no canal necrótico/infetado; no entanto, as populações de SCAP demonstraram ser resistentes à infeção e aos processos inflamatórios, estando prontas para serem utilizadas após um controlo eficaz da infeção. Após o acesso endodôntico, uma combinação de instrumentação mínima, desinfeção com clorexidina e um enxaguamento final com EDTA a 17% estimulará a libertação de GFs (por exemplo, TGFβ-1, VEGF) e outros factores de mobilização da dentina, o que promoverá a quimiotaxia das SCs a partir da papila apical e mais além. As SCs que migram para o interior também libertam GFs e, de uma forma autócrina e parácrina, promovem a proliferação, expandindo a sua população e orientando a diferenciação em várias linhagens, como a angiogénese, a neurogénese e a mineralização. Estes processos serão auxiliados pela libertação contínua de GF da dentina, induzida pelo medicamento intra-canal de hidróxido de cálcio após a primeira consulta. O penso de hidróxido de cálcio será removido novamente com irrigação prolongada com EDTA (libertando mais FGs, incluindo membros da superfamília TGF-β), e a agitação mecânica da área periapical trará ambas as células (SC e outras), que serão incorporadas e libertarão FGs extracelularmente do coágulo de fibrina em desenvolvimento. A colocação de MTA em contacto com o coágulo irá induzir a libertação de componentes matriciais da dentina de forma prolongada, que contribuem com GFs e outras moléculas bioactivas para aumentar os processos regenerativos em curso no homing celular. Nesta fase, haverá um "cocktail de FGs" eficaz, colhido tanto da dentina como de fontes celulares. **(Fig. 17)**

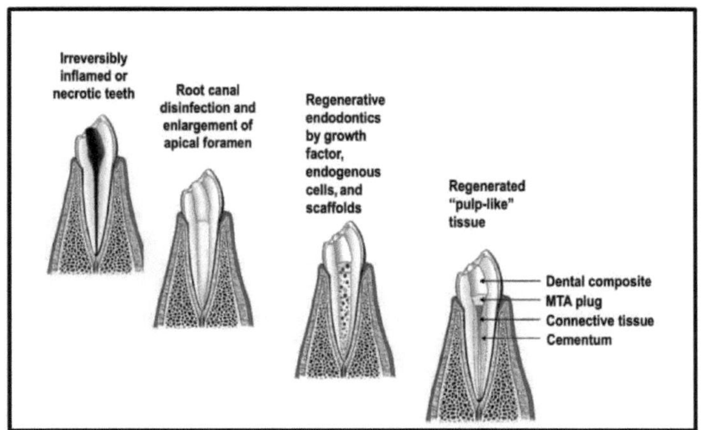

Figura 17- A regeneração do tecido pulpar dentário irreversivelmente doente utilizando a técnica de homing celular.
(**Courtesy -Yan** H, De Deus G, Kristoffersen IM, Wiig E, Reseland JE, Johnsen GF, *et al.* Regenerative endodontics by cell homing: a review of recent clinical trials. J Endod 2023)

A determinação da contribuição exacta entre os FGs libertados pelas células e os extraídos da matriz dentinária é complexa; no entanto, é suficiente comentar que é provável que ambos contribuam significativamente, de forma simbiótica, para a proliferação e diferenciação celular nos procedimentos de revitalização. Embora seja claro que, embora a diferenciação odontoblástica seja possível apenas com os FGs *in vitro,* ainda não é possível regenerar o complexo dentina-polpa *in vivo* em casos de necrose pulpar. A fim de desenvolver novas estratégias regenerativas, são necessários GFs exógenos ou cocktails de GFs para impulsionar a resposta biológica dos GFs num suporte de engenharia de tecidos funcionalizado. [1 2]

EFEITO NA REGENERAÇÃO DA POLPA

A vitalidade do complexo dentino-pulpar é fundamental para a vida funcional do dente e é uma prioridade para o direcionamento das estratégias de manejo clínico. As células da polpa não só mantêm a homeostase dos tecidos após o desenvolvimento do dente, como também sustentam as reacções de defesa que ocorrem em resposta a lesões, como a cárie, e os eventos reparadores que levam à regeneração dos tecidos.

A vitalidade do complexo dentina-polpa, tanto durante a homeostase tecidular como após a lesão, depende da atividade das células pulpares e dos processos de sinalização que regulam o comportamento destas células. Os FGs são responsáveis pela sinalização de muitos dos eventos-chave na morfogénese e diferenciação do dente e a recapitulação destes processos após a lesão dentária permite a regeneração dos tecidos.

CONDIÇÕES PRÉVIAS NECESSÁRIAS PARA A REGENERAÇÃO DA POLPA

Para conseguir a regeneração da polpa, são necessárias duas condições prévias:

(i)   desinfeção eficaz dos canais radiculares e

(ii)   tamanho adequado do forame apical.

Durante a inflamação pulpar, os microrganismos invadem o espaço pulpar, formam biofilme nas paredes do canal e infiltram-se nos túbulos dentinários. Para promover a regeneração, o espaço pulpar e as paredes dentinárias devem ser suficientemente desinfectados antes da realização de procedimentos de regeneração pulpar, e o grau necessário é possivelmente superior ao da terapia endodôntica tradicional. Por conseguinte, é necessária uma desinfeção eficaz do canal radicular para a regeneração pulpar. O preparo mecânico, o hipoclorito de sódio e o hidróxido de cálcio eram as substâncias tradicionalmente preconizadas para a desinfeção do canal na endodontia. No entanto, estes métodos têm-se revelado ineficazes, principalmente em casos de infecções persistentes relacionadas com biofilme. Foi relatado que 90% das bactérias permanecem positivas após a irrigação com 10 ml de hipoclorito de sódio a 1,25 %. [20]

Recentemente, a medicação intracanal de antibióticos, o sistema de irrigação apical de pressão negativa EndoVac, a irrigação assistida por ultra-sons e a irradiação laser foram introduzidos para desinfetar os canais radiculares. Estudos clínicos comprovaram a potência da pasta antibiótica tripla (TAP, uma combinação de metronidazol, ciprofloxacina e minociclina) como desinfetante durante a revascularização. [21-22] Foi demonstrado que apenas 30% das bactérias permaneceram positivas após a aplicação da TAP durante 2 semanas. [23] No entanto, existem relações estreitas entre a descoloração dos dentes e a minociclina. Por isso, Yassen et al. sugeriram o uso de pasta com duplo antibiótico (DAP, sem minociclina) ou a substituição da minociclina por outro antibiótico (clindamicina, cefaclor ou amoxicilina) para a regeneração pulpar. [24] O uso adequado de antibióticos durante a regeneração endodôntica deve não só desinfetar o canal radicular, mas também diminuir os efeitos adversos dos antibióticos sobre as células estaminais recrutadas pela IransplantedZ. Além disso, foi indicado que 0,125 mg/ml de DAP ou TAP apresentam efeitos antibacterianos significativos sem efeitos citotóxicos nas células estaminais. [25] Os andaimes nanofibrosos carregados de antibióticos são outro método para minimizar os efeitos adversos das pastas de antibióticos altamente concentradas. À medida que o andaime se degrada, os antibióticos são libertados ao longo do tempo.

A aplicação do sistema de irrigação apical de pressão negativa EndoVac, a irrigação assistida por ultra-sons e a irradiação por laser na desinfeção do canal radicular são novos métodos de desinfeção do canal radicular. Foi relatado que o sistema de irrigação apical de pressão negativa EndoVac, a irrigação ultra-sónica passiva e a irradiação por laser produzem efeitos antibacterianos semelhantes aos dos antibióticos. [26,28]

Outro pré-requisito indispensável para a regeneração pulpar é o tamanho adequado do forame apical, especialmente em dentes maduros com ápice fechado em adultos. Durante o desenvolvimento da raiz do dente, o ápice da raiz reduz-se, finalmente fecha-se e forma um forame estreito. Este forame é o único acesso através do qual os vasos sanguíneos, os nervos e as células no interior da polpa dentária comunicam com os tecidos circundantes. Se o forame apical for demasiado pequeno, terá impacto não só na migração das células endógenas, mas também na neovascularização e reinervação durante a regeneração. Kling *et al demonstraram* que é necessário um mínimo de 1,1 mm para obter uma revascularização adequada. [29] Verificaram que um ápice inferior a 1,0 mm não permitia a revascularização pulpar em incisivos permanentes reimplantados. Um tamanho superior a 1 mm removeria a maior parte da dentina no ápice, o que poderia ser demasiado grande para os dentes e levar a traumas apicais ou mesmo a fracturas. Por conseguinte, o ápice deve ser tão pequeno quanto possível, sem afetar a migração celular, a neovascularização e a reinervação. Yang *et al* mostraram que ápices de aproximadamente 0,8 mm permitiram a migração de células endógenas e a formação de vasos sanguíneos no canal radicular de dentes maduros de cães *in situ.* [1 9] Portanto, é possível alcançar a regeneração pulpar através do homing celular com o forame apical menor que 1 mm. No entanto, são necessários mais estudos para determinar o tamanho apropriado do forame apical, especialmente para dentes humanos. Além disso, os instrumentos utilizados para alargar o forame apical devem ser modificados e deve ser desenvolvido um método mais adequado para alargar o ápice de forma eficiente e reduzir os riscos de fratura radicular.

Os FGs também podem ser libertados da matriz dentinária como resultado de procedimentos clínicos de restauração, bem como durante uma lesão. Os condicionadores de cavidades e outros tratamentos de tecidos são amplamente utilizados na dentisteria de restauração e na endodontia para proporcionar uma superfície adequada para a adesão de materiais. Muitos agentes condicionadores são baseados em ácidos ou EDTA, que têm propriedades desmineralizantes e actuam para libertar factores de crescimento solúveis e desmascarar os FGs insolúveis da matriz dentinária, da mesma forma que os ácidos bacterianos durante a cárie. Assim, estes agentes podem ter uma base biológica e físico-química para a sua ação.

Foi demonstrado, através da marcação com ouro, que as moléculas de sinalização como o TGF-β1 são expostas numa superfície de dentina tratada com EDTA. [30,197] Após a sementeira de células estaminais derivadas da polpa na dentina condicionada com EDTA, estas células mostraram um aumento da expressão genética do colagénio tipo 1, da fosfatase alcalina, da sialofosfoproteína dentinária e da sialoproteína óssea, indicando a diferenciação em células semelhantes a odontoblastos, tal como definido pela diferenciação por contacto. A atividade biológica do condicionamento com EDTA na migração celular foi testada num ensaio de câmara de Boyden modificado[176]. [176] Foi demonstrado que o pré-tratamento com EDTA resultou num aumento da migração das células estaminais da polpa, enquanto que a água não teve qualquer efeito e o pré-tratamento com hipoclorito de sódio (NaOCl) até impediu as células de migrarem após 48 horas. Além disso, o pré-tratamento com EDTA parece proteger a dentina contra a reabsorção.

Isto mostra que o condicionamento com EDTA protege a dentina da reabsorção, quer diretamente, quer através da diferenciação por contacto das células estaminais em células semelhantes a odontoblastos. O condicionamento com EDTA permite a adesão das células da polpa dentária à dentina e promove a quimiotaxia, bem como a diferenciação por contacto. Um passo final de irrigação com EDTA durante os procedimentos endodônticos regenerativos actua favoravelmente na formação de novos tecidos dentro do canal radicular.

FACTORES DE CRESCIMENTO COMO MEDIADORES DA REPARAÇÃO E REGENERAÇÃO NO COMPLEXO DENTINA-POLPA:

Os processos de dentinogénese reactiva e reparadora nos locais de lesão dentária são responsáveis pela secreção de matrizes dentinárias terciárias, que aumentam a barreira dentinária entre o local da lesão e as células subjacentes na polpa não exposta ou fornecem uma ponte dentinária através da polpa exposta. Os GFs são as moléculas chave na sinalização dos eventos biológicos responsáveis por estes processos.

A aplicação transdentinária ou direta de TGF-β1 e BMP-7 aos odontoblastos de polpas não expostas em fatias de dentes em cultura também demonstrou a capacidade destes GFs para sinalizar a dentinogénese reacional. Além disso, a aplicação de extractos solúveis de matriz dentinária isolada, contendo factores de crescimento endógenos, em preparações de cavidades expostas ou não expostas, corroborou estes resultados. [31,32]

Para a dentinogénese reparadora, o evento inicial será o recrutamento de células progenitoras ou estaminais para a subsequente diferenciação de uma nova geração de células odontoblastóides para substituir as que morreram em resultado da lesão. Os GFs da família TGF-β, bem como vários componentes da matriz dentinária, parecem ser quimiotácticos para as células mesenquimais. A indução da citodiferenciação de células semelhantes a odontoblastos a partir destas células progenitoras parece ser um papel de sinalização chave para os FGs. A aplicação de vários FGs (TGFβ-s, BMPs e IGF) a papilas dentárias em cultura, isoladas de germes dentários, e de TGF-β3 a lesões por punção com agulha na área de odontoblastos de fatias de dentes em cultura demonstrou induzir a diferenciação de células semelhantes a odontoblastos. [3 3] Curiosamente, no entanto, esta sinalização parece ser capaz de prosseguir com vários GFs diferentes, levantando questões sobre a especificidade do processo de sinalização. Na papila dentária isolada de germes dentários, apenas os TGFs foram capazes de reproduzir os gradientes normais de diferenciação de odontoblastos e a morfologia dos tecidos.

Durante a aplicação de FGs a polpas expostas em situações de capeamento, vários FGs estimularam respostas reparadoras, mas a matriz de dentina reparadora segregada era de estrutura variável, desde uma matriz tubular semelhante à dentina fisiológica até matrizes atubulares, semelhantes à osteodentina. Variações semelhantes na estrutura das matrizes de dentina reparadora não são invulgares nas pontes de dentina, que se formam como resultado de processos regenerativos naturais. É possível que as células semelhantes aos odontoblastos representem um espetro de fenótipos celulares, dependendo das células progenitoras das quais derivam, dos eventos de sinalização responsáveis pela sua diferenciação e de outros factores, como a regulação desses eventos de sinalização. Outros factores, como a irritação bacteriana e a inflamação pulpar, podem também exacerbar a heterogeneidade observada durante a dentinogénese reparadora. Apesar da possível heterogeneidade no fenótipo das células semelhantes aos odontoblastos, parece haver uma série de paralelos nos processos responsáveis pela sinalização da diferenciação destas células e da diferenciação fisiológica dos odontoblastos durante o desenvolvimento dentário. A exposição de FGs ligados à matriz na matriz dentinária fornece potencialmente um sinal imobilizado para apresentação às células estaminais da polpa para indução da diferenciação de células semelhantes a odontoblastos de uma forma semelhante à apresentação na membrana basal dentária de FGs derivados do órgão do esmalte durante a diferenciação embrionária de odontoblastos. No entanto, uma diferença essencial entre estes dois processos é que, durante o desenvolvimento, o sinal dos FGs é derivado do epitélio, enquanto que, durante a reparação, surge da secreção pelos odontoblastos primários. Após a citodiferenciação, a estimulação ou a regulação positiva da atividade secretora das células semelhantes aos odontoblastos é necessária para a deposição da matriz de dentina reparadora e para a formação da ponte de dentina. Este evento também é comum à dentinogénese reacional, em que a atividade secretora dos odontoblastos sobreviventes sob a lesão é regulada positivamente. Claramente, é necessária uma estreita regulação dos processos de sinalização mediados por factores de crescimento para obter o controlo global dos eventos reparadores após a lesão tecidular no dente.

Rutherford *et al* [34] expuseram polpas de molares e pré-molares em primatas e cobriram o tecido com proteína osteogénica humana recombinante-1 (hOP-1, também referida como BMP-7) numa matriz de colagénio bovino tipo-1. Após 6 semanas, a dentina reparadora tinha-se formado em todos os dentes tratados no grupo de teste com um selamento coronal intacto. Foram obtidos resultados menos favoráveis nos dentes em que as polpas foram cobertas com uma pasta de hidróxido de cálcio [$Ca(OH)_2$]. O transportador de colagénio, por si só, não induziu a formação de dentina. Curiosamente, a nova dentina que se formou após a exposição às moléculas sinalizadoras pareceu substituir o material que tinha sido inserido, enquanto que após a aplicação de $Ca(OH)_2$ formou-se nova dentina à custa da polpa remanescente.

Em 1994, Nakashima[65] relatou a formação de dentina reparadora após a aplicação de BMP-2 e -4 humanas recombinantes juntamente com uma mistura de pó de matriz de dentina inactivada, sal sódico de condroitina 6-sulfato e colagénio tipo I em polpas de caninos após um procedimento de pulpotomia sem qualquer efeito adverso aparente como inflamação. Dois meses após o tratamento, foi observada dentina tubular na parte inferior da cavidade de amputação, enquanto que na parte superior foi produzida principalmente dentina terciária atubular com células aprisionadas (osteodentina). Em contraste com a dentina tubular (ortodentina), a osteodentina é caracterizada por uma matriz principalmente atubular com corpos celulares encapsulados, assemelhando-se aos osteócitos aprisionados no tecido ósseo. A formação de dentina foi consideravelmente menor sem moléculas de sinalização. Sabe-se que as BMP-2 e -4 induzem a expressão dos factores de transcrição msh homeobox 1 e 2 e são responsáveis pela diferenciação celular. Os autores concluíram que a formação de osteodentina, tal como observada neste estudo, foi muito provavelmente causada pelas proteínas recombinantes aplicadas, enquanto que

A formação de dentina tubular foi atribuída à matriz dentinária. [65]

CARACTERÍSTICAS ESSENCIAIS DO TECIDO PULPAR REGENERADO

Como se sabe, a polpa dentária é um tecido conjuntivo frouxo encerrado em paredes rígidas de dentina. Existem vasos sanguíneos, nervos e odontoblastos que revestem a pré-dentina na polpa dentária, que podem ajudar a fornecer nutrientes, reagir a infecções e formar dentina reactiva, mantendo assim a homeostase da polpa.

Por conseguinte, os tecidos regenerados devem ser tecidos conjuntivos que (i) produzam nova dentina a uma taxa controlada semelhante à da polpa normal, (ii) apresentem uma densidade celular e uma arquitetura semelhantes às da polpa natural, (iii) sejam vascularizados e (iv) sejam inervados.

Estes caracteres funcionais dos tecidos regenerados são mais importantes do que os caracteres morfológicos. A dentinogénese é uma caraterística importante da polpa. No entanto, depois de estarem completamente desenvolvidos, os odontoblastos dão origem à dentina secundária a uma taxa de deposição regulada e baixa. Portanto, a dentina regenerada deve ser formada ao longo da parede dentinária residual com uma taxa de deposição muito baixa, semelhante à da polpa normal. Não deve ser formado qualquer tecido mineralizado no centro do tecido regenerado. A mineralização extensa na polpa regenerada levará à calcificação da polpa, o que finalmente resultará na perda de viabilidade da polpa e bloqueará o sistema de canais radiculares. Esta situação também causará dificuldades no re-tratamento. Por conseguinte, deve ser proibida uma mineralização excessiva e extensa.

A vascularização e a inervação são as outras duas características da polpa. Os vasos sanguíneos regenerados devem ter uma ligação com os tecidos periapicais ou da medula óssea à volta dos dentes, que podem receber um fluxo sanguíneo regular da circulação e fornecer nutrientes ao tecido regenerado e à dentina. Vários relatórios documentaram a regeneração de tecido semelhante à polpa in vitro através do transplante de células estaminais da polpa dentária com estruturas que incorporam o bFGF. Foram fabricadas nanofibras de péptidos auto-montáveis para encapsular células estaminais da polpa dentária e factores de crescimento, incluindo o bFGF, o TGF-β1 e o VEGF. Num estudo, a combinação de bFGF e BMP-4 foi misturada com DPSCs numa estrutura de colagénio e foi transplantada para uma câmara especial de engenharia de tecidos. Mais tarde, foi observado nesta câmara um tecido recém-formado com formação de vasos sanguíneos e produção de matriz DSPP-positiva. [35]

Mais importante ainda, o tecido regenerado deve ser inervado, para que os dentes sejam capazes de sentir estímulos quentes/frios e dor durante a infeção. Até à data, muitos estudos publicados examinaram a deposição de dentina e a vascularização do tecido regenerado. No entanto, poucos estudos se debruçaram sobre a reinervação do tecido. Este facto pode ser atribuído à limitação dos métodos utilizados para o exame da inervação. Pagella *et al* utilizaram os sistemas de cocultura microfluídica para estudar a inervação dentária. Verificaram que os sistemas de co-cultura microfluídica constituíam uma ferramenta valiosa para investigar a inervação em dentes em desenvolvimento ou em regeneração[36]. [36] Estes sistemas podem também ser utilizados para analisar a inervação da polpa dentária regenerada.

Kim *et al* mostraram a formação de tecidos conjuntivos vascularizados no canal com um suporte de colagénio e uma série de moléculas (VEGF, PDGF, ou bFGF com um conjunto basal de NGF e BMP7). [18] Neste estudo, foram utilizados caninos e incisivos humanos extraídos e tratados endodonticamente sem materiais de preenchimento do canal radicular. Após a injeção da estrutura combinada com moléculas no canal, os dentes foram transplantados subcutaneamente em ratos. Três semanas depois, foram observados tecidos celularizados e vascularizados com formação de nova dentina sobre a dentina nativa em alguns dentes. Este é o primeiro estudo que utiliza um modelo ectópico para demonstrar a formação de tecido semelhante à polpa através da migração, proliferação e diferenciação de células endógenas do hospedeiro.

A formação de tecido semelhante à polpa também foi encontrada noutro estudo deste grupo. Num estudo realizado por Kim *et al,* foram utilizadas estruturas dentárias com forma anatómica, imitando um molar humano ou um incisivo de rato, com uma mistura incorporada de SDF1, BMP7 e solução de colagénio de tipo 1 neutralizado, para gerar estruturas semelhantes a dentes (incluindo polpa) *in vivo.* [38] O andaime foi fabricado por bioimpressão tridimensional (3D) com microcanais de interligação de 200µm de diâmetro com policaprolactona (PCL) e HA. Este diâmetro permite a migração e proliferação de células. Mais importante ainda, para além da formação de tecidos semelhantes ao ligamento periodontal e de novo osso alveolar, foram observados tecidos conjuntivos vascularizados no espaço semelhante ao canal no modelo.

Para iniciar o potencial de cicatrização das células endógenas, devem ser adicionados scaffolds incorporados com diferentes tipos de moléculas sinalizadoras. As moléculas de sinalização associadas à formação de vasos, nervos e dentina são utilizadas para a regeneração da polpa. Por exemplo, SDF- 1α, bFGF e PDGF são moléculas para quimiotaxia; PDGF e VEGF para vasculogénese/angiogénese; NGF para crescimento e sobrevivência neuronal; e BMP-7 para diferenciação e mineralização de odontoblastos. '[1819]

Além das listadas, algumas outras moléculas sinalizadoras são indicadas para atuar como um fator de homing para a regeneração pulpar. O fator de células estaminais (SCF), uma potente quimiocina capaz de recrutar células progenitoras, demonstrou aumentar a proliferação e migração das células da polpa dentária. Quando implantado por via subcutânea com esponjas de colagénio, o SCF facilita a localização das células, a angiogénese e a remodelação dos tecidos, o que indica a adequação do SCF como um potente auxiliar na regeneração da polpa dentária. [219]

O G-CSF e o bFGF também foram utilizados para a regeneração da polpa através do homing celular [39]. [39] Ambas as moléculas mostraram um efeito semelhante na elevada migração, proliferação, anti-apoptose, angiogénica e actividades estimuladoras do crescimento de neurites *in vitro*. O bFGF é uma importante neurotrofina que possui propriedades superiores para promover a migração, proliferação e auto-renovação das células estaminais neurais (NSC). Utilizando um modelo de transplante ectópico, o G-CSF e o bFGF levaram à regeneração de tecidos semelhantes à polpa com formação de dentina ao longo da parede dentinária.

As DPSCs, derivadas da crista neural, mantêm características notáveis que são semelhantes às das células neurais e têm o potencial de sofrer diferenciação neural para ajudar os nervos esmagados a obter recuperação funcional e reparação anatómica *in vivo*. [40] Os méritos neurotróficos e neuroprotectores das DPSCs fazem delas uma fonte de células estaminais ideal para a reparação e regeneração neural. [41,42] Por conseguinte, as DPSC implantadas poderiam promover a proliferação, o recrutamento e a maturação de células estaminais/progenitoras neurais endógenas através da modulação do microambiente local por meio da secreção de múltiplos factores, especialmente o bFGF. [43]

Em dentes imaturos infectados, a desinfeção eficiente do canal radicular pode ser alcançada sem preparação mecânica. Neste caso, algumas DPSCs com vitalidade poderiam residir no sistema de canais radiculares. Estudos de Mitsiadis *et al. demonstraram* que, em dentes gravemente feridos ou cariados, as células estaminais residentes na polpa dentária são responsáveis pela reparação e regeneração dos tecidos dentários danificados. [44]

FACTORES DE CRESCIMENTO NA REGENERAÇÃO DOS TECIDOS PERIAPICAIS

Potencial regenerativo dos tecidos periapicais

Os tecidos periapicais são constituídos por cemento, ligamento periodontal e osso alveolar. Os fibroblastos, as células epiteliais, os cementoblastos, os osteoblastos, os macrófagos, as células endoteliais, as células de Schwann e as células mesenquimatosas indiferenciadas (células progenitoras/tronco) são células residentes do ligamento periodontal. Com exceção das células progenitoras/estaminais, as outras células residentes no ligamento periodontal têm um tempo de vida limitado e uma capacidade limitada de divisão celular. A diferenciação dos cementoblastos primários requer um diálogo cruzado entre as células HERS e as células ectomesenquimais derivadas da crista neural no folículo dentário. As células ectomesenquimais recebem moléculas de sinalização indutiva das células epiteliais de HERS e diferenciam-se em cementoblastos. Portanto, as células HERS desempenham papéis cruciais no desenvolvimento da raiz e na formação da dentina e do cemento radicular. Nos dentes maduros, as células HERS dividem-se em ninhos de células epiteliais de Malassez no ligamento periodontal. Quando os cementoblastos primários são destruídos por trauma ou doença periodontal, as células progenitoras/tronco no ligamento periodontal são capazes de se diferenciar em células semelhantes a cementoblastos, adipócitos e células formadoras de colagénio, após estimulação por moléculas sinalizadoras indutivas adequadas. As células estaminais mesenquimatosas derivadas da medula óssea no osso alveolar também são capazes de se diferenciar em osteoblastos e condrócitos, mediante estimulação por moléculas de sinalização indutiva adequadas.

Destruição dos tecidos periodontais na doença periodontal e na periodontite apical

A etiologia e a patogénese da doença periodontal e da periodontite apical são semelhantes. Ambas as doenças são causadas pela infeção do biofilme bacteriano e manifestam a destruição dos tecidos periodontais; o tecido gengival, o PDL, o cemento e o osso alveolar são afectados na doença periodontal e os últimos 3 tecidos, bem como a dentina, na periodontite apical. A doença periodontal é uma ferida aberta, que é constantemente desafiada pela infeção oral direta, mesmo após a terapia. A periodontite apical é uma ferida fechada. A destruição dos tecidos periodontais na doença periodontal e na periodontite apical é causada indiretamente pela ativação das células imunitárias inatas e adaptativas do hospedeiro. Os microrganismos e as suas toxinas nas bolsas periodontais estão em contacto direto com o epitélio sulcular do periodonto na doença periodontal.

Em contraste, na presença de periodontite apical, os microrganismos e as suas toxinas encontram-se no sistema de canais radiculares e não nos tecidos periapicais. Os tecidos periapicais danificados em lesões de periodontite apical estabelecida podem ser previsivelmente regenerados após a eliminação das bactérias intrarradiculares através de uma terapia endodôntica não cirúrgica adequada, sem a necessidade de cirurgia periapical e procedimentos regenerativos de tecidos guiados. A cirurgia periapical é indicada quando a terapia não cirúrgica do canal radicular não é viável para lesões de periodontite apical estabelecidas, especialmente em casos de retratamento. A biologia molecular e celular associada à regeneração completa dos tecidos periapicais, cemento, LPD e osso alveolar após terapias endodônticas não cirúrgicas e/ou cirúrgicas de lesões de periodontite apical não é totalmente compreendida.

Biologia da cicatrização da ferida periapical após cirurgia periapical

É importante compreender o potencial natural de cicatrização das lesões periapicais após a eliminação da etiologia, antes de considerar a aplicação de biomateriais, tais como barreiras de membrana e/ou enxertos ósseos durante a cirurgia periapical. O princípio da cicatrização de feridas periapicais após cirurgia periapical é semelhante ao da cicatrização de feridas do tecido conjuntivo noutras partes do corpo. Trata-se de um "evento programado" do hospedeiro, que começa com (1) hemostase ou fase de coagulação, (2) fase de inflamação, (3) fase proliferativa, (4) fase de regeneração e/ou reparação e, por fim, (5) fase de remodelação ou maturação. Independentemente do tamanho da ferida, o tecido de granulação na fase proliferativa, um elemento necessário para a cicatrização de feridas, preenche a ferida e ajuda a completar o processo de cicatrização. A cicatrização de feridas envolve normalmente o recrutamento e a diferenciação de células progenitoras/estaminais em células comprometidas com o tecido. A cicatrização de feridas pode resultar em regeneração ou reparação, dependendo da natureza da ferida, da disponibilidade de células progenitoras/estaminais, de factores de crescimento/diferenciação e de sinais microambientais, tais como moléculas de adesão, matriz extracelular e moléculas proteicas não colagénicas associadas. A regeneração representa a substituição do tecido danificado pelas células do mesmo tecido. É importante salientar que reconstitui, embora não completamente, tanto a arquitetura como as funções do tecido original. A reparação representa a restauração do tecido destruído por um novo tecido diferente do tecido original. Não reconstitui a arquitetura e as funções do tecido original.

Na cirurgia periapical, a extremidade da raiz ressecada não pode ser regenerada. A regeneração dos tecidos periapicais após a cirurgia periapical requer (1) o recrutamento de células progenitoras/estaminais para se diferenciarem em osteoblastos, células PDL e cementoblastos (2) factores de crescimento como sinais necessários para a fixação, migração, proliferação e diferenciação de células progenitoras/estaminais (3) sinais do microambiente local, tais como moléculas de adesão, MEC e moléculas de proteínas não colagénicas associadas. A falta de qualquer um destes elementos resultaria em reparação e não em regeneração. Além disso, todos estes componentes devem coordenar-se com precisão na sua relação temporal e espacial para reconstituir a arquitetura e as funções dos tecidos periapicais danificados. O acolhimento de células progenitoras/estaminais nos tecidos periapicais feridos é regulado por factores como os GF e por sinais microambientais. Embora a cicatrização de feridas pareça recapitular a via de desenvolvimento normal dos tecidos embrionários, o tecido regenerado pode ser semelhante, mas não replica exatamente o tecido original danificado em termos de arquitetura e funções. Por exemplo, o tecido mineralizado referido como dentina reparadora pode ser formado em polpas vitais expostas e não contaminadas após o capeamento com biomateriais apropriados; no entanto, a dentina reparadora regenerada é diferente da dentina primária. Isso ocorre porque os odontoblastos são células pós-mitóticas altamente diferenciadas e não podem se regenerar após uma lesão letal. A dentina reparadora é formada por células semelhantes aos odontoblastos, que são diferenciadas a partir de células progenitoras/estaminais da polpa. Da mesma forma, a reabsorção radicular, incluindo o cemento e a dentina em lesões de periodontite apical crónica, só pode ser reparada pelo cemento celular e não pela dentina e pelo cemento após a terapia do canal radicular. Foi proposto que o ambiente local da matriz do cemento e as moléculas associadas poderiam influenciar o recrutamento e as funções das células progenitoras/estaminais formadoras de cemento na PDL durante a cicatrização e regeneração das feridas do cemento. No entanto, a biologia molecular e celular da formação do cemento numa superfície de dentina radicular exposta após reabsorção inflamatória e cirurgia periapical não é clara. Embora as células residentes, os cementoblastos, as células PDL e os osteoblastos nos tecidos periapicais sejam células diferenciadas, elas ainda retêm o potencial de sofrer divisão e proliferação celular quando estimuladas por sinais apropriados durante a renovação fisiológica e a cicatrização de feridas periapicais. No entanto, estas células não são progenitoras/células estaminais e não são capazes de auto-renovação e diferenciação. Por conseguinte, o potencial regenerativo destas células comprometidas é limitado. Além disso, não se sabe se o potencial regenerativo das células PDL, cementoblastos e osteoblastos está exatamente relacionado com o seu tempo de vida. Em pequenas lesões periapicais, os osteoblastos residentes, as células PDL e os cementoblastos podem ser capazes de restaurar os tecidos periapicais danificados. No entanto, em lesões periapicais de grandes dimensões, a cicatrização de feridas periapicais requer o recrutamento e a diferenciação de células progenitoras/células estaminais em osteoblastos, cementoblastos e células PDL. Está bem demonstrado que a PDL alberga células estaminais adultas nos espaços paravasculares e que estas células estaminais são capazes de se diferenciar em células do tipo PDL, cementoblastos e osteoblastos. Além disso, as células estaminais mesenquimais da medula óssea e as células osteoprogenitoras periosteais são capazes de se diferenciar em osteoblastos. A diferenciação celular envolve uma mudança de um padrão de expressão genética para outro. Não envolve uma alteração na sequência de ADN propriamente dita. **(Fig.**

18)

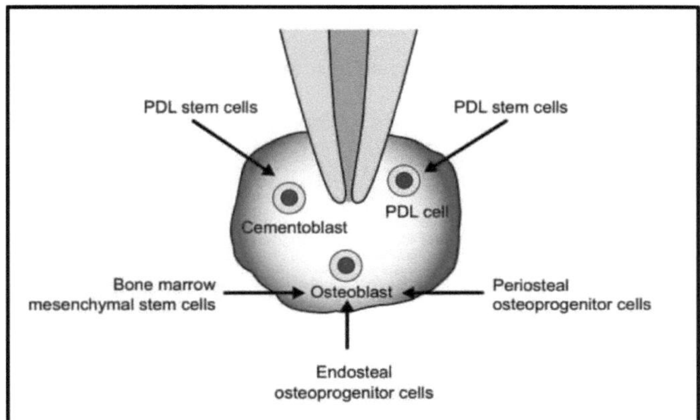

Figura 18- Ilustração esquemática do recrutamento e diferenciação de células progenitoras/estaminais em osteoblastos, células PDL e cementoblastos durante a cicatrização de feridas periapicais.

(Cortesia- Lin L, Chen MY, Ricucci D, Rosenberg PA. Regeneração tecidular guiada em cirurgia periapical. J Endod 2010)

Enxertos ósseos em cirurgia periapical

Há muito que se reconhece a necessidade de um material de enxerto em lesões periapicais cavitadas de grandes dimensões. O principal objetivo destes materiais é assegurar uma cicatrização mais rápida e previsível da ferida. Os materiais de enxerto ósseo incluem autoenxertos, aloenxertos, xenoenxertos e aloplastos. Têm sido utilizados na terapia regenerativa periodontal como mantenedores de espaço para a repopulação selectiva de células nas superfícies radiculares desnudadas ou para atuar como biomateriais osteoindutores ou osteocondutores para a regeneração da perda óssea resultante da doença periodontal. Os enxertos ósseos também têm sido utilizados com sucesso para regenerar a formação de osso novo em implantologia dentária. Os mesmos materiais de enxerto ósseo, especialmente aloplastos como o sulfato de cálcio, têm sido amplamente utilizados na cirurgia periapical para melhorar também a formação de osso novo. [45,46]

O sulfato de cálcio deve dissolver-se no fluido tecidular ou integrar-se no osso antes ou durante a formação de novo osso. À semelhança da terapia regenerativa periodontal, a avaliação da cicatrização de feridas após a cirurgia periapical através da utilização de enxertos ósseos também deve incluir a regeneração do LPD e do cemento. Histologicamente, muito poucos estudos de enxertos ósseos em cirurgia periapical investigaram se os materiais de enxerto são capazes de induzir a regeneração do PDL e do cemento. [45,47-49] Portanto, a natureza dos tecidos periapicais regenerados após o uso de enxertos ósseos em cirurgia periapical permanece desconhecida, apesar das radiografias mostrarem alguma evidência de espaço PDL. A possibilidade de anquilose após a utilização de enxertos ósseos em cirurgia periapical deve ser investigada em estudos a longo prazo, uma vez que os materiais de enxerto podem estimular as células osteoprogenitoras e impedir que as células progenitoras/estaminais do PDL repovoem as superfícies radiculares danificadas causadas pela periodontite apical ou as superfícies radiculares ressecadas.

Os concentrados de plaquetas podem ser considerados como um reservatório de GFs, que têm estado envolvidos na proliferação celular, quimiotaxia e produção de matriz extracelular/angiogénese. Uma caraterística importante dos concentrados de plaquetas

é a libertação prolongada de GFs durante pelo menos 7 dias no local de aplicação. Os GFs e as citocinas libertadas estimulam a atividade dos osteoblastos. A libertação de GFs acelera a regeneração dos tecidos, aumentando a migração dos fibroblastos. O VEGF estimula a angiogénese, que é uma parte crucial da regeneração óssea, uma vez que o fornecimento de sangue promove a osteogénese. A angiogénese ocorre antes da osteogénese na cicatrização de defeitos ósseos. O VEGF pode induzir a mobilização, o recrutamento, a proliferação e a diferenciação de células progenitoras endoteliais (EPCs), bem como o recrutamento e a sobrevivência de osteoblastos. A proteína osteogénica 1 (OP-1), também conhecida como BMP-7, aumenta a atividade da fosfatase alcalina de forma dependente da dose.

Foi referido que uma cavidade cística tratada com PRF apresenta uma cicatrização completa em cerca de um sexto do tempo necessário para a cicatrização fisiológica[50]. [O PRF pode ser colocado nestas lesões isoladamente ou em combinação com outros materiais, incluindo hidroxiapatite, Biodentine e preparações osteocondutoras de fosfato de cálcio. A lógica da combinação destes materiais é que, enquanto o PRF fornece os factores de crescimento e o suporte para a regeneração dos tecidos, os enxertos minerais actuam como nidi para a calcificação e ajudam a organizar o tecido duro.

Jayalekshmi *et al* [5[1]] relataram um aumento ósseo com PRF e β-tricálcio fosfato num caso de quisto periapical crónico com um seguimento de 12 meses. Foi registada uma cicatrização óssea clínica e radiográfica progressiva, significativa e previsível, sem quaisquer sintomas clínicos. Observou-se que, para além de promover a cicatrização da ferida, o crescimento e a maturação óssea, o PRF misturado com o enxerto ósseo de fosfato β-tricálcico apresentava as vantagens de estabilização do enxerto, selagem da ferida, hemostase e melhor manuseamento.

Parihk *et al* compararam os resultados de RCT e curetagem do defeito com os resultados de RCT e curetagem do defeito e suplementação adicional com gel de PRF, realizados em dois incisivos centrais superiores num paciente. Verificaram que o local tratado com PRP mostrou uma melhor cicatrização logo às 8 semanas e a CBCT após 1 ano mostrou um aumento da densidade óssea periapical em relação ao local tratado com PRP. [52]

Os FGs desempenham um papel crucial na cicatrização de feridas tecidulares, uma vez que regulam a função imunitária e a proliferação e diferenciação das células que participam na cicatrização de feridas. Num estudo clínico, a combinação de plasma rico em plaquetas e fosfato tricálcico colocado num defeito ósseo após cirurgia periapical demonstrou melhorar a regeneração óssea. [1 4] No entanto, quando a proteína morfogenética óssea humana recombinante exógena-1 (rhOP-1), rhBMP-2, IGF combinado com PDGF, ou FGF isolado foram administrados ao defeito ósseo durante a cirurgia periapical, os FGs não demonstraram qualquer benefício óbvio para o processo de cicatrização óssea. A concentração e a estabilidade dos factores de crescimento exógenos e a sua presença em relação à expressão temporal e espacial de outros factores de crescimento/diferenciação, bem como as suas células alvo exactas, são importantes na cicatrização de feridas tecidulares.

Kim *et al* investigaram os efeitos da reparação de perfurações apicais após a aplicação de hidróxido de cálcio contendo FGs nas lesões e observaram que a combinação do fator de crescimento derivado de plaquetas-BB e do fator de crescimento semelhante à insulina-I com hidróxido de cálcio melhorou a cicatrização da perfuração apical em cães. [13]

É um desafio estudar as funções biológicas dos FGs durante a cicatrização de feridas porque muitos FGs estão envolvidos na mesma ou em diferentes fases do processo de cicatrização de feridas. Além disso, a maioria dos FGs afecta mais do que uma única atividade celular, e a maioria das actividades celulares é uma resposta ao somatório de vários FGs. Apesar do progresso significativo na compreensão do papel dos FGs na cicatrização periapical, ainda há vários desafios a enfrentar na transposição destes resultados para a prática clínica. A disponibilidade limitada de FGs, as preocupações relativas à segurança e eficácia e a complexidade das lesões periapicais, o sistema de administração e o regime de dosagem ideais para os FGs requerem mais investigação para maximizar o seu potencial terapêutico.

DIRECÇÕES FUTURAS

No futuro, o desafio de gerar tecidos que imitem a polpa original e a estrutura semelhante à dentina poderá ser abordado de forma mais eficaz através da utilização de abordagens de engenharia de tecidos em condições clínicas mais controladas. Essas abordagens poderão basear-se mais em terapias que utilizem células estaminais autólogas combinadas com suportes personalizados e a administração de FGs adequados no momento certo e na sequência certa. É evidente que os avanços recentes abriram a porta a novas e excitantes oportunidades para a cicatrização de dentes imaturos com necrose pulpar. A extensão destes avanços ao tratamento de dentes maduros com necrose pulpar proporcionaria benefícios terapêuticos significativos, permitindo a retenção da dentição natural num maior número de pacientes.

A investigação futura pode também centrar-se no desenvolvimento de materiais biocompatíveis infundidos com GFs para utilização na obturação e selamento do canal radicular. Estes materiais poderão promover a cicatrização dos tecidos, reduzir o risco de entrada de micróbios e melhorar o sucesso global do tratamento endodôntico. Os biomateriais que permitem um comportamento controlável das células endoteliais e estaminais parecem abrir caminhos importantes que conduzirão a resultados clínicos mais previsíveis e reprodutíveis. Entre estes, os hidrogéis carregados de células foto-reticuláveis com rigidez controlável parecem desempenhar um papel fundamental no processo de morfogénese vascular. Do mesmo modo, diferentes estratégias de microengenharia para a regeneração da polpa dentária, como a bioimpressão 3D e o fabrico de tecidos intracanal, são susceptíveis de acelerar o processo de engenharia de tecidos vascularizados semelhantes à polpa.

As investigações sobre a regeneração da polpa estão gradualmente a passar para a fase clínica. Alguns estudos pré-clínicos demonstraram a segurança e a eficácia do transplante de células estaminais. A regeneração da polpa através da modulação da transdução de sinais específicos pode regular as capacidades regenerativas das células estaminais dentárias, o que constitui uma perspetiva promissora para a aplicação clínica de estratégias de regeneração da polpa. No entanto, há várias questões que devem ser resolvidas antes da aplicação clínica.

Libertação controlada de factores de crescimento

A regeneração clínica da polpa será um procedimento a longo prazo. Os FGs só podem ser libertados uma vez, ao passo que a modificação genética é difícil de utilizar na clínica devido aos seus problemas de segurança. Por conseguinte, o sistema de libertação sustentada de GFs torna-se extremamente crítico para os efeitos biológicos a longo prazo na modulação da sinalização. Atualmente, estão disponíveis GFs encapsulados em hidrogéis e microesferas e reticulados com a superfície de suportes para a libertação sustentada. No entanto, os sistemas de libertação sustentada não são adequados para fármacos com meias-vidas biológicas muito curtas ou muito longas, dose efectiva elevada ou baixa solubilidade. Um novo suporte com propriedades injectáveis, biocompatibilidade, manutenção da atividade dos GFs e libertação sustentada de GFs é muito apropriado para a tradução clínica da regeneração da polpa.

Fornecimentos únicos ou combinados de factores de crescimento

A regeneração da polpa envolve múltiplos potenciais regenerativos das células estaminais dentárias. A modulação de uma única via de sinalização não consegue satisfazer os requisitos da regeneração estrutural e funcional da polpa. As combinações de diferentes GFs que visam diferentes vias de sinalização podem ser a abordagem mais viável para a regeneração da polpa. No entanto, os diferentes FGs podem causar uma intrincada interação. Algumas vias promovem-se mutuamente e outras antagonizam-se. Equilibrar os efeitos dos FGs para controlar a complicada interação de sinalização é uma tarefa difícil mas significativa.

Segurança da modulação da transdução de sinais

São necessárias estratégias seguras e eficazes para a aplicação clínica da regeneração pulpar. Geralmente, a administração de fármacos pode ser aplicada através do encapsulamento de GFs em scaffolds e depois injetados no canal radicular. No entanto, é de salientar que estas moléculas de sinalização podem regular uma vasta gama de tipos de células e eventos celulares, o que provavelmente resulta em efeitos secundários durante a utilização clínica. A modificação genética pode não ser clinicamente adequada devido aos problemas de segurança latentes dos vectores virais e da edição de genes. A investigação futura deve ter como objetivo manter os efeitos seguros, estáveis e controláveis da modulação da sinalização quando aplicada clinicamente.

Regeneração da polpa dentária com base em células estaminais

A descoberta de células estaminais dentárias sugere a possibilidade de regeneração da polpa dentária através da ativação de células estaminais autógenas ou do transplante de células estaminais exógenas. As instalações em conformidade com as boas práticas de fabrico e as células estaminais garantem a segurança e a qualidade da estratégia de regeneração da polpa transplantada por células, o que foi confirmado por uma série de ensaios pré-clínicos/clínicos. Uma vez que a funcionalidade depende em grande medida dos sinais, a compreensão dos mecanismos que determinam a função das células estaminais dentárias é essencial para a regeneração da polpa dentária. No futuro, espera-se que o transplante de células estaminais autólogas/alogénicas ou o recrutamento de células estaminais endógenas em nichos periapicais sejam aplicados na prática clínica dentária como uma terapia ideal em vez da terapia de canal radicular (TRD) para a pulpite, inflamação periapical e outras doenças da polpa. Entretanto, a ativação e o controlo precisos das vias de sinalização essenciais pós-natais farão com que a regeneração da polpa encontre grandes perspectivas e futuro.

As terapias endodônticas regenerativas combinam os princípios da endodontia, da biologia celular e da engenharia de tecidos para proporcionar um tratamento ideal para a polpa inflamada e necrótica. Os factores de crescimento são um grupo-chave de moléculas responsáveis pela sinalização de muitos dos eventos-chave na morfogénese e diferenciação dentária e a recapitulação destes processos após a lesão dentária permite a regeneração dos tecidos. Estas moléculas demonstram um certo grau de especificidade em termos das células sobre as quais actuam, embora algumas sejam mais versáteis e actuem sobre numerosos tipos de células. Uma das características destas moléculas é a sua potência em concentrações muito baixas, normalmente na ordem dos picogramas. A origem destes FGs na matriz dentinária é provavelmente, em grande parte, a célula odontoblasto e, após a secreção, interagem com a matriz extracelular ou com os componentes minerais da dentina, ficando assim incorporados ou sequestrados na matriz. O sequestro dos FGs na matriz dentinária proporciona uma reserva destas moléculas, que podem ser libertadas durante a lesão e contribuir para a sinalização de eventos reparadores. A exposição de GFs ligados à matriz na matriz dentinária fornece um sinal para apresentação às células estaminais da polpa para indução da diferenciação de células semelhantes a odontoblastos. Os GFs também sinalizam a regulação positiva da atividade secretora das células semelhantes aos odontoblastos, que é necessária para a deposição da matriz dentinária reparadora e para a formação da ponte dentinária. A intervenção terapêutica com GFs recombinantes também oferece possibilidades de controlo da atividade celular durante a reparação. O aproveitamento de fontes endógenas e exógenas de FGs pode proporcionar oportunidades interessantes para novas abordagens biológicas à reparação de tecidos dentários e o modelo para a engenharia de tecidos do dente.

Foram desenvolvidas abordagens de engenharia de tecidos para a regeneração da polpa que combinam FGs, células estaminais e suportes. Estas abordagens oferecem um potencial significativo para uma melhor gestão clínica das doenças dentárias e para a manutenção da vitalidade dos dentes. A administração de FGs é claramente uma abordagem terapêutica importante na engenharia de tecidos e tornar-se-á cada vez mais poderosa à medida que forem definidos parâmetros de administração adequados e a especificidade dos factores. Uma limitação das estratégias actuais de administração de FGs é o seu enfoque na administração de um único FG. É evidente que, frequentemente, vários FGs trabalham em conjunto numa rede altamente regulada para promover a regeneração dos tecidos. O desenvolvimento de sistemas poliméricos de libertação de fármacos capazes de libertar múltiplos FGs com perfis de libertação distintos pode ser necessário para responder aos requisitos mais complexos da regeneração de tecidos funcionais. A libertação de múltiplos FGs numa sequência orquestrada pode também ser útil para a desdiferenciação celular para um estado proliferativo e subsequente rediferenciação para um tipo de célula madura. Este conceito pode ser crucial para a utilização de células estaminais na engenharia de tecidos, uma vez que pode ser necessário induzir primeiro a competência para um destino com a exposição a um FG primário que conduza subsequentemente à expressão de um recetor para um FG secundário necessário para a diferenciação e maturação. Embora tenham sido feitos grandes avanços no domínio da administração de FG, ainda há muito trabalho pela frente. Por exemplo, o desenvolvimento de modelos experimentais *in vitro* e *in vivo* mais adequados e de métodos de caraterização mais precisos facilitará o progresso neste domínio e o seu potencial de tradução para a prática clínica de rotina.

A curto prazo, é provável que os morfogénios proteicos recombinantes recentemente aprovados pela FDA, como a BMP2 e a BMP7, possam ser aplicados em medicina dentária. Em termos prospectivos, uma maior caraterização e análise das células estaminais da polpa dentária poderá permitir novos tipos de terapia endodôntica (isoladamente ou em combinação com FGs) e o aperfeiçoamento de estruturas biomiméticas. Embora a nossa compreensão das vias moleculares subjacentes à morfogénese e regeneração dentária esteja a aumentar, a tradução deste conhecimento em estratégias de engenharia de tecidos dentários permanece nas suas fases iniciais. Espera-se que a investigação futura elucide ainda mais os mecanismos pelos quais os FGs operam nos tecidos e possa ajudar nas estratégias que visam utilizar a tecnologia das células estaminais para a substituição e reparação de estruturas que foram perdidas ou danificadas por trauma ou doença. Os métodos de modulação da sinalização devem ser clinicamente viáveis e eficazes e a administração

de FGs deve ser mais adequada para uso clínico.

1. Ingle JI, Slavkin HC. Terapia endodôntica moderna: passado, presente e futuro. Endodontia de Ingle. 6th edition. BC Decker Inc; 2008. p. 1-35.

2. Cao Y, Song M, Kim E, Shon W, Chugal N, Bogen G, *et al.* Regeneração da pulpdentina: Estado atual e perspectivas futuras. J Dent Res. 2015; 94(11):1544-51.

3. Itoh Y, Sasaki JI, Hashimoto M, Katata C, Hayashi M, Imazato S. Regeneração da polpa através de construções tridimensionais de células estaminais da polpa dentária. J Dent Res. 2018;97(10):1137-43.

4. Sui B, Chen C, Kou X, Li B, Xuan K, Shi S, *et al.* Regeneração pulpar funcional mediada por células estaminais da polpa. J Dent Res. 2019;98(1):27-35.

5. Tatsuhiro F, Seiko T, Yusuke T, Reiko TT, Kazuhito S. Células estaminais da polpa dentária derivadas, construções sem andaimes para regeneração óssea. Int J Mol Sci. 2018;19 (7):1846-54

6. Hargreaves KM, Law AS. Endodontia regenerativa. Em: Hargreaves KM, Cohen S, editores. Cohen's Pathways of the Pulp (Vias da Polpa de Cohen). 10th Ed. Mosby Elsevier; 2011. pp. 602-19.

7. Saito K, Oshima H. Capacidade de diferenciação e manutenção das células estaminais/progenitoras da polpa dentária no processo de cicatrização pulpar após lesões dentárias. J Oral Biosci.

2017;59(2):63-70.

8. Goustin AS, Leof EB, Shipley GD, Moses HL. Growth factors and cancer (Factores de crescimento e cancro). Cancer Res. 1986;46(3):1015-29.

9. Hamburger V. A história da descoberta do fator de crescimento dos nervos. J Neurobiol. 1993;24(7):893-7.

10. Carpenter G, Wahl MI. A família do fator de crescimento epidérmico: Sporn MB, Roberts AB. Peptide growth factors and their receptors. Springer;1991.

11. Smith AJ. Vitalidade do complexo dentina-polpa na saúde e na doença: Factores de crescimento como mediadores chave. J Dent Educ. 2003;67(6):678- 89.

12. Duncan HF, Kobayashi Y, Shimizu E. Factores de crescimento e homing celular na regeneração de tecidos dentários. Curr Oral Health Rep. 2018;5(4):276-85.

13. Kim M, Kim B, Yoon S. Efeito na cicatrização de perfurações periapicais em cães da adição de factores de crescimento ao hidróxido de cálcio. J Endod. 2001;27(12):734-7.

14. Demiralp B, Keçeli HG, Muhtarogullar M, Serper A, Demiralp B, Eratalay K. Tratamento de lesão inflamatória periapical com a combinação de plasma rico em plaquetas e fosfato tricálcico: Um relato de caso. J Endod. 2004;30(11):796-800.

15. Cordeiro MM, Dong Z, Kaneko T, Zhang Z, Miyazawa M, Shi S, *et al.* Engenharia de tecidos da polpa dentária com células estaminais de dentes decíduos esfoliados. J Endod. 2008;34(8):962-9.

16. Huang GT, Yamaza T, Shea LD, Djouad F, Kuhn NZ, Tuan RS, *et al.* Regeneração de novo da polpa dentária mediada por células estaminais/progenitoras com camada contínua de dentina recentemente depositada num modelo *in vivo*. Tissue Eng Part A. 2010;16(2):605-15.

17. Nakashima M, Iohara K, Murakami M, Nakamura H, Sato Y, Ariji *Y, et al.* Regeneração da polpa através do transplante de células estaminais da polpa dentária na pulpite: Um estudo clínico piloto. Stem Cell Res Ther. 2017;8(1):61. doi: 10.1186/s13287-017-0506-5.

18. Kim JY, Xin X, Moioli EK, Chung J, Lee CH, Chen M, *et al.* Regeneração de tecido semelhante a polpa dentária por homing celular induzido por quimiotaxia. Tissue Eng Part A. 2010;16(10):3023-31.

19. Yang JW, Zhang YF, Wan CY, Sun ZY, Nie S, Jian SJ, *et al.* Autofagia na migração de DPSC mediada por SDF-1α e regeneração da polpa. Biomaterials. 2015;44:11-23.

20. William W, Teixeira F, Levin L, Sigurdsson A, Trope M. Desinfeção de dentes imaturos com uma pasta tripla de antibióticos. J Endod. 2005;31(6):439-43.

21. Shivashankar VY, Johns DA, Vidyanath S, Kumar MR. Fibrina rica em plaquetas na revitalização de dente com polpa necrótica e ápice aberto. J Conserv Dent. 2012;15(4):395-8.

22. Vijayaraghavan R, Mathian VM, Sundaram AM, Karunakaran R, Vinodh S. Pasta antibiótica tripla na terapia do canal radicular. J Pharm Bioallied Sci. 2012;4(Suppl 2):230-3.

23. Windley W 3rd, Teixeira F, Levin L, Sigurdsson A, Trope M. Desinfeção de dentes imaturos com uma pasta tripla de antibióticos. J Endod. 2005;31(6):439-43.

24. Yassen GH, Al-Angari SS, Platt JA. A utilização de técnicas tradicionais e novas para determinar a dureza e as propriedades de indentação da dentina radicular imatura tratada com medicamentos antibióticos seguidos de ácido etilenodiaminotetracético. Eur J Dent. 2014;8(4):521-7.

25. Sabrah AH, Yassen GH, Liu WC, Goebel WS, Gregory RL, Platt JA. The effect of diluted triple and double antibiotic pastes on dental pulp stem cells and established *Enterococcus faecalis* biofilm. Clin Oral Investig. 2015;19(8):2059-66.

26. da Silva LA, Nelson-Filho P, da Silva RA, Flores DS, Heilborn C, Johnson JD, *et al.* Revascularização e reparação periapical após tratamento endodôntico utilizando irrigação apical com pressão negativa versus irrigação convencional mais penso intracanal triantibiótico em dentes de cães com periodontite apical. Oral Surg

Oral Med Oral Pathol Oral Radiol Endod. 2010;109(5):779-87.

27.   Johns DA, Shivashankar VY, Krishnamma S, Johns M. Utilização de desinfeção fotoactivada e fibrina rica em plaquetas na endodontia regenerativa. J Conserv Dent. 2014;17(5):487-90.

28.   Layton G, Wu WI, Selvaganapathy PR, Friedman S, Kishen A. Dinâmica de fluidos e remoção de biofilme gerada por métodos de irrigação com seringa e 2 métodos de irrigação assistida por ultra-sons: uma nova abordagem experimental. J Endod. 2015;41(6):884-9.

29.   Kling M, Cvek M, Mejare I. Taxa e previsibilidade da revascularização pulpar em incisivos permanentes reimplantados terapeuticamente. Endod Dent Traumatol. 1986;2(3):83-9.

30.   Zhao S, Sloan AJ, Murray PE, Lumley PJ, Smith AJ. Localização ultra-estrutural da exposição de TGF-beta na dentina por tratamento químico. Histochem J. 2000;32(8):489-94Smith AJ, Cassidy N, Perry H, Bègue-Kirn C, Ruch JV, Lesot H. Reactionary dentinogenesis. Int J Dev Biol. 1995;39(1):273-80.

31.   Smith AJ, Tobias RS, Plant CG, Browne RM, Lesot H, Ruch JV. *In vivo* morphogenetic activity of dentine matrix proteins. J Biol Buccale. 1990;18(2):123-9.

32.   Bègue-Kirn C, Smith AJ, Ruch JV, Wozney JM, Purchio A, Hartmann D, *et al.* Efeitos das proteínas da dentina, do fator de crescimento

transformador beta 1 (TGF beta 1) e da proteína morfogenética óssea 2 (BMP2) na diferenciação de odontoblastos *in vitro*. Int J Dev Biol. 1992;36(4):491-503.

33. Rutherford RB, Spångberg L, Tucker M, Rueger D, Charette M. O curso temporal da indução da formação de dentina reparadora em macacos pela proteína osteogénica humana recombinante-1. Arch Oral Biol. 1994;39(10):833-8.

34. Srisuwan T, Tilkorn DJ, Al-Benna S, Vashi A, Penington A, Messer HH, *et al.* Sobrevivência de células funcionais da polpa dentária de ratos em câmaras de engenharia de tecidos vascularizados. Tissue Cell. 2012;44(2):111-21.

35. Pagella P, Neto E, Jiménez-Rojo L, Lamghari M, Mitsiadis TA. Sistemas de co-cultura microfluídica para o estudo da inervação dentária. Front Physiol. 2014;5:326. doi: 10.3389/fphys.2014.00326.

36. Kim SG, Zheng Y, Zhou J, Chen M, Embree MC, Song K, *et al.* Regeneração da dentina e da polpa dentária pelas células endógenas do paciente. Endod Topics. 2013;28(1):106-117.

37. Pan S, Dangaria S, Gopinathan G, Yan X, Lu X, Kolokythas A, *et al.* O SCF promove a migração de progenitores da polpa dentária, a neovascularização e a remodelação do colagénio - potenciais aplicações como fator de homing na regeneração da polpa dentária. Stem Cell Rev Rep. 2013;9(5):655-67

38. Takeuchi N, Hayashi Y, Murakami M, Alvarez FJ, Horibe H, Iohara K, *et al.* Efeitos semelhantes *in vitro* e regeneração da polpa no transplante ectópico de dentes através do fator de crescimento de fibroblastos básicos e do fator estimulador de colónias de granulócitos. Oral Dis. 2015;21(1):113- 22.

39. Wang DR, Wang YH, Pan J, Tian WD. Efeitos neurotróficos das células estaminais da polpa dentária na reparação do nervo periférico após lesão por esmagamento. World J Stem Cells. 2020 26;12(10):1196-1213.

40. Luo L, He Y, Wang X, Key B, Lee BH, Li H, *et al.* Papéis potenciais das células estaminais da polpa dentária na regeneração e reparação neural. Stem Cells Int. 2018;2018:1731289. doi: 10.1155/2018/1731289.

41. Wang D, Wang Y, Tian W, Pan J. Avanços das células estaminais derivadas dos dentes no tratamento de doenças neurais e na regeneração do tecido nervoso. Cell Prolif. 2019;52(3):e12572. doi: 10.1111/cpr.12572.

42. Huang AH, Snyder BR, Cheng PH, Chan AW. Putative dental pulp-derived stem/stromal cells promote proliferation and differentiation of endogenous neural cells in the hippocampus of mice. Stem Cells. 2008;26(10):2654-63.

43. Mitsiadis TA, Woloszyk A. Odisseia das células estaminais da polpa dentária humana e a sua notável capacidade de sobreviver em

condições extremamente adversas. Front Physiol. 2015;6:140906. doi: 10.3389/fphys.2015.00099.

44. Apaydin ES, Torabinejad M. O efeito do sulfato de cálcio na cicatrização de tecidos duros após cirurgia perirradicular. J Endod. 2004;30(1):17-20.

45. Saad AY, Abdellatief EM. Avaliação da cicatrização de defeitos ósseos de lesões periapicais associadas a dentes tratados endodonticamente com recurso a aloenxerto ósseo liofilizado. Oral Surg Oral Med Oral Pathol. 1991;71(5):612-7

46. Pinto VS, Zuolo ML, Mellonig JT. Regeneração óssea guiada no tratamento de uma grande lesão periapical: Relato de caso clínico. Pract Periodon Aesthet Dent. 1995;7(2):76-81.

47. Taschieri S, Del Fabbro M, Testori T, Saita M, Weinstein R. Eficácia da regeneração tecidular guiada no tratamento de lesões de passagem após endodontia cirúrgica: um estudo preliminar. Int J Periodon Restor Dent. 2008;28(3):265-71.

48. Pecora G, Andreana S, Margarone JE, Covani U, Sottosanti JS. Regeneração óssea com uma barreira de sulfato de cálcio. Oral Surg Oral Med Oral Pathol Oral Radiol Endod. 1997;84(4):424-9.

49. Cieslik-Bielecka A, Gazdzik TS, Bielecki TM, Cieslik T. Porque é que o gel rico em plaquetas tem atividade antimicrobiana? Oral Surg Oral Med Oral Pathol Oral Radiol Endod. 2007;103(3):303-5.

50. Jayalakshmi KB, Agarwal S, Singh MP, Vishwanath BT, Krishna A, Agrawal R. Fibrina rica em plaquetas com β-fosfato tricálcico - uma abordagem noval para aumento ósseo em lesão periapical crónica: Um relato de caso. Case Rep Dent. 2012;2012:902858. doi: 10.1155/2012/902858.

51. Parikh B, Navin S, Vaishali P. Uma avaliação comparativa da cicatrização com um exame de tomografia computorizada de lesões periapicais bilaterais tratadas com e sem a utilização de plasma rico em plaquetas. Indian J Dent Res. 2011;22(3):497-8.

52. Smith AJ, Scheven BA, Takahashi Y, Ferracane JL, Shelton RM, Cooper PR. Dentina como uma matriz extracelular bioactiva. Arch Oral Biol. 2012;57(2):109-21.

53. Mijiritsky E, Assaf HD, Peleg O, Shacham M, Cerroni L, Mangani L. Utilização de PRP, PRF e CGF na regeneração periodontal e rejuvenescimento facial - uma revisão narrativa. Biol. 2021;10(4):317-29.

54. Dohan DM, Choukroun J, Diss A, Dohan SL, Dohan AJ, Mouhyi J, *et al.* Fibrina rica em plaquetas (PRF): Um concentrado de plaquetas de segunda geração. Parte I: Conceitos tecnológicos e evolução. Oral Surg Oral Med Oral Pathol Oral Radiol Endod. 2006;101:e37-44.

55. King SM, Reed GL. Desenvolvimento de grânulos secretores de

plaquetas. Semin Cell Dev Biol. 2002;13(4):293-302.

56. Torabinejad M, Turman M. Revitalização de um dente com polpa necrótica e ápice aberto através da utilização de plasma rico em plaquetas: Um relato de caso. J Endod. 2011;37(2):265-8.

57. Li Z, Liu L, Wang L, Song D. Os efeitos e potenciais aplicações do fator de crescimento concentrado na regeneração do complexo dentina-polpa. Stem Cell Res Ther. 2021;12(1):357-67.

58. Hollinger JO, Hart CE, Hirsch SN, Lynch S, Friedlaender GE. Recombinant human platelet-derived growth fator: biology and clinical applications. J Bone Joint Surg Am. 2008;90(Suppl 1):48- 54.

59. Kollar EJ, Baird GR. The influence of the dental papilla on the development of tooth shape in embryonic mouse tooth germs. J Embryol Exp Morphol. 1969;21(1):131-48.

60. Thesleff I, Mikkola M. O papel dos factores de crescimento no desenvolvimento dos dentes. Int Rev Cytol. 2002;217:93-135.

61. Pelton RW, Dickinson ME, Moses HL, Hogan BL. Análise da hibridação *in situ* da expressão do ARN do TGF beta 3 durante o desenvolvimento do rato: Estudos comparativos com TGF beta 1 e beta 2. Development. 1990;110(2):609-20.

62. Vaahtokari A, Vainio S, Thesleff I. Associações entre a expressão do RNA do fator de crescimento transformador beta 1 e as interacções epiteliais-mesenquimais durante a morfogénese dentária.

Development. 1991;113(3):985-94.

63. Murray JB, Brown L, Langer R, Klagsburn M. Um sistema de libertação micro sustentada para o fator de crescimento epidérmico. In vitro. 1983;19(10):743-8.

64. Nakashima M. Indução de dentina em polpa amputada de cães por proteínas morfogenéticas ósseas humanas recombinantes-2 e -4 com matriz de colagénio. Arch Oral Biol. 1994;39(12):1085-9.

65. Rutherford RB, Spângberg L, Tucker M, Rueger D, Charette M. O curso temporal da indução da formação de dentina reparadora em macacos pela proteína osteogénica humana recombinante-1. Arch Oral Biol. 1994;39(10):833-8.

66. Jepsen S, Albers HK, Fleiner B, Tucker M, Rueger D. A proteína osteogénica humana recombinante-1 induz a formação de dentina: Um estudo experimental em suínos miniatura. J Endod. 1997;23(6):378-82.

67. Almushayt A, Narayanan K, Zaki AE, George A. Dentin matrix protein 1 induces cytodifferentiation of dental pulp stem cells into odontoblasts. Gene Ther. 2006 ;13(7):611-20.

68. Almeida LDF, Babo PS, Silva CR, Rodrigues MT, Hebling J, Reis RL, et al. Hidrogéis de ácido hialurónico com incorporação de lisado de plaquetas aumentam a proliferação e diferenciação de células da polpa dentária humana. J Mater Sci Mater Med. 2018;29(6):88. doi:

10.1007/s10856-018-6088-7.

69. Dobie K, Smith G, Sloan AJ, Smith AJ. Efeitos dos hidrogéis de alginato e do TGF-beta 1 na reparação da polpa dentária humana in vitro. Connect Tissue Res. 2002;43(2-3):387- 90.

70. Wu S, Zhou Y, Yu Y, Zhou X, Du W, Wan M, et al. Avaliação do hidrogel de quitosana para entrega sustentada de vegf para diferenciação odontogénica de células estaminais da polpa dentária. Stem Cells Int. 2019;2019:1515040. doi: 10.1155/2019/1515040.

71. Huang GT, Yamaza T, Shea LD, Djouad F, Kuhn NZ, Tuan RS, *et al.* Regeneração de novo da polpa dentária mediada por células estaminais/progenitoras com camada contínua de dentina recentemente depositada num modelo *in vivo*. Tissue Eng Part A. 2010;16(2):605-15.

72. Mathieu S, Jeanneau C, Sheibat-Othman N, Kalaji N, Fessi H, About I. Utilidade da libertação controlada de factores de crescimento na investigação dos eventos iniciais da regeneração da polpa dentinária. J Endod. 2013;39(2):228-35.

73. Cordeiro MM, Dong Z, Kaneko T, Zhang Z, Miyazawa M, Shi S, et al. Engenharia de tecidos da polpa dentária com células estaminais de dentes decíduos esfoliados. J Endod. 2008;34(8):962-9.

74. Xiao M, Qiu J, Kuang R, Zhang B, Wang W, Yu Q. Efeitos sinérgicos do fator-1α derivado de células estromais e do tratamento com

proteína morfogenética óssea-2 na diferenciação odontogénica de células estaminais humanas da papila apical cultivadas no sistema VitroGel 3D. Cell Tissue Res. 2019;378(2):207-20.

75. Rakkiettiwong N, Hengtrakool C, Thammasitboon K, Kedjarune-Leggat U. Effect of novel chitosan-fluoroaluminosilicate glass ionomer cement with added transforming growth fator beta-1 on pulp cells. J Endod. 2011;37(3):367-71

76. Murphy WL, Peters MC, Kohn DH, Mooney DJ. Libertação sustentada do fator de crescimento endotelial vascular a partir de scaffolds mineralizados de poli (lactido-co-glicolido) para engenharia de tecidos. Biomaterials. 2000;21(24):2521-7.

77. Kuhl PR, Griffith-Cima LG. Fator de crescimento epidérmico amarrado como paradigma para estimulação induzida por fator de crescimento a partir da fase sólida. Nat Med. 1996;2(9):1022-7.

78. Bentz H, Schroeder JA, Estridge TD. Melhoria da administração local de TGF-β2 por ligação ao colagénio fibrilar injetável através de polietilenoglicol difuncional. J Biomed Mater Res. 1998;39(4):539-48.

79. Wang Z, Wang Z, Lu WW, Zhen W, Yang D, Peng S. Novas estratégias de biomateriais para o fornecimento controlado de factores de crescimento para aplicações biomédicas. NPG Asia Materials. 2017;9(10):e435. doi:10.1038/am.2017.171.

80. Macdonald ML, Samuel RE, Shah NJ, Padera RF, Beben YM,

Hammond PT. Tissue integration of growth fator-eluting layer- by-layer polyelectrolyte multilayer coated implants. Biomaterials. 2011;32(5):1446-53.

81. Ma Y, Ji Y, Zhong T, Wan W, Yang Q, Li A, *et al.* Rastreio PDLSC-ECM baseado em bioimpressão para reparação *in vivo* de defeitos ósseos alveolares utilizando hidrogéis carregados de células, injectáveis e fotocrosslinkable. ACS Biomater Sci Eng. 2017;3(12):3534-45.

82. Matsuo T, Sugita T, Kubo T, Yasunaga Y, Ochi M, Murakami T. Injectable magnetic liposomes as a novel carrier of recombinant human BMP-2 for bone formation in a rat bone-defect model. J Biomed Mater Res A. 2003;66(4):747-54.

83. Tanaka H, Sugita T, Yasunaga Y, Shimose S, Deie M, Kubo T, *et al.* Eficiência do fator de crescimento transformador beta 1 lipossomal magnético na reparação de defeitos da cartilagem articular num modelo de coelho. J Biomed Mater Res A. 2005;73(3):255-63.

84. Poniatowski LA, Wojdasiewicz P, Gasik R, Szukiewicz D. Transforming growth fator Beta family: insight into the role of growth factors in regulation of fracture healing biology and potential clinical applications. Mediators Inflamm 2015;2015:137823. doi: 10.1155/2015/137823.

85. Gleizes PE, Beavis RC, Mazzieri R, Shen B, Rifkin DB. Identification and characterization of an eight-cysteine repeat of the latent

transforming growth fator-beta binding protein-1 that mediates bonding to the latent transforming growth fator-beta1. J Biol Chem. 1996;271(47):29891-6.

86. Munger JS, Harpel JG, Gleizes PE, Mazzieri R, Nunes I, Rifkin DB. Fator de crescimento transformador beta latente: características estruturais e mecanismos de ativação. Kidney Int. 1997;51(5):1376-82.

87. Jennings JC, Mohan S. Heterogeneity of latent transforming growth fator-beta isolated from bone matrix proteins. Endocrinology. 1990;126(2):1014-21.

88. Brown PD, Wakefield LM, Levinson AD, Sporn MB. Ativação físico-química do fator de crescimento transformador-beta 1, 2 e 3 latente recombinante. Growth Factors. 1990;3(1):35- 43.

89. Lawrence DA, Pircher R, Jullien P. Conversão de um beta-TGF latente de elevado peso molecular de fibroblastos de embrião de galinha num beta-TGF ativo de baixo peso molecular em condições ácidas. Biochem Biophys Res Commun. 1985;133(3):1026-34.

90. Sato Y, Rifkin DB. Inibição do movimento das células endoteliais por pericitos e células musculares lisas: Ativação de uma molécula latente semelhante ao fator de crescimento transformador beta 1 pela plasmina durante a co-cultura. J Cell Biol. 1989;109(1):309-15.

91. Roberts AB, Flanders KC, Heine UI, Jakowlew S, Kondaiah P, Kim

SJ, *et al.* Transforming growth fator-beta: multifunctional regulator of differentiation and development. Philos Trans R Soc Lond B Biol Sci. 1990;327(1239):145-54.

92. Proper JA, Bjornson CL, Moses HL. Os embriões de rato contêm fator(es) de crescimento polipeptídico(s) capaz(es) de induzir um fenótipo neoplásico reversível em células não transformadas em cultura. J Cell Physiol. 1982;110(2):169-74.

93. Sporn MB, Roberts AB. Transforming growth fator-beta: Progressos recentes e novos desafios. J Cell Biol. 1992;119(5):1017-21.

94. Tzavlaki K, Moustakas A. Sinalização de TGF-β. Biomolecules 2020;10(3):487. doi: 10.3390/biom10030487.

95. DenBesten PK, Machule D, Gallagher R, Marshall Jr GW, Mathews C, Filvaroff E. O efeito do TGF-β2 na aposição e dureza da dentina em ratos transgénicos. Adv Dent Res. 2001;15(1):39-41.

96. Fausto N, Mead JE, Braun L, Thompson NL, Panzica M, Goyette M, *et al.* Proto-oncogene expression and growth factors during liver regeneration. Symp Fundam Cancer Res. 1986;39:69-86.

97. Lin PS, Chang HH, Yeh CY, Chang MC, Chan CP, Kuo HY, *et al.* O fator de crescimento transformador beta 1 aumenta o conteúdo de colagénio e estimula a produção de procolagénio I e do inibidor tecidular da metaloproteinase-1 das células da polpa dentária: Role of MEK/ERK and activin recetor-like kinase-5/Smad signaling. J

Formos Med Assoc. 2017;116(5):351-8.

98. Sporn MB, Roberts AB, Shull JH, Smith JM, Ward JM, Sodek J. Polypeptide transforming growth factors isolated from bovine sources and used for wound healing *in vivo*. Science. 1983;219(4590):1329-31.

99. Wahl SM, Hunt DA, Wakefield LM, McCartney-Francis N, Wahl LM, Roberts AB, *et al.* Transforming growth fator type beta induces monocyte chemotaxis and growth fator production. Proc Natl Acad Sci. 1987;84(16):5788-92.

100. Kehrl JH, Wakefield LM, Roberts AB, Jakowlew S, Alvarez-Mon M, Derynck R, *et al.* Production of transforming growth fator beta by human T lymphocytes and its potential role in the regulation of T cell growth. J Exp Med. 1986;163(5):1037-50.

101. Assoian RK, Fleurdelys BE, Stevenson HC, Miller PJ, Madtes DK, Raines EW, *et al.* Expressão e secreção do fator de crescimento transformador de tipo beta por macrófagos humanos activados. Proc Natl Acad Sci. 1987;84(17):6020-4.

102. Kehrl JH, Roberts AB, Wakefield LM, Jakowlew SP, Sporn MB, Fauci AS. Transforming growth fator beta is an important immunomodulatory protein for human B lymphocytes. J Immunol 1986;137(12):3855-60.

103. Pertovaara L, Kaipainen A, Mustonen T, Orpana A, Ferrara N,

Saksela O. Vascular endothelial growth fator is induced in response to transforming growth fator-beta in fibroblastic and epithelial cells. J Biol Chem. 1994;269(9):6271-4.

104. Derynck R, Akhurst RJ, Balmain A. TGF-beta signaling in tumor suppression and cancer progression. Nat Genet. 2001;29(2):117- 29.

105. Assoian RK, Komoriya A, Meyers CA, Miller DM, Sporn MB. Transforming growth fator-beta in human platelets. Identificação de um local de armazenamento principal, purificação e caraterização. J Biol Chem. 1983;258(11):7155-60.

106. Seyedin SM, Thomas TC, Thompson AY, Rosen DM, Piez KA. Purificação e caraterização de dois factores indutores de cartilagem de osso bovino desmineralizado. Proc Natl Acad Sci USA. 1985;82(8):2267-71.

107. Frolik CA, Dart LL, Meyers CA, Smith DM, Sporn MB. Purificação e caraterização inicial de um fator de crescimento transformador do tipo beta da placenta humana. Proc Natl Acad Sci USA. 1983;80(12):3676-80

108. Heine U, Munoz EF, Flanders KC, Ellingsworth LR, Lam HY, Thompson NL, *et al.* Role of transforming growth fator-beta in the development of the mouse embryo. J Cell Biol. 1987;105(6 Pt 2):2861-76.

109. Horst OV, Tompkins KA, Coats SR, Braham PH, Darveau RP, Dale

BA. TGF-beta1 inibe as respostas dos odontoblastos mediadas por TLR às bactérias orais. J Dent Res. 2009;88(4):333-8.

110. Daluiski A, Engstrand T, Bahamonde ME, Gamer LW, Agius E, Stevenson SL, *et al.* Bone morphogenetic protein-3 is a negative regulator of bone density. Nat Genet. 2001 ;27(1):84-8.

111. Shen B, Bhargav D, Wei A, Williams LA, Tao H, Ma DD, *et al.* BMP-13 emerge como um potencial inibidor da formação óssea. Int J Biol Sci. 2009;5(2):192-200.

112. Urist MR. Bone: Formation by autoinduction (Osso: Formação por autoindução). Science. 1965;150(3698):893-9.

113. Urist MR, Nogami H, Mikulski A. Um polipéptido morfogenético ósseo. Calcif Tissue Res. 1976;21Suppl:81-7. PMID: 953844.

114. Bandyopadhyay A, Yadav PS, Prashar P. BMP signaling in development and diseases: Uma perspetiva farmacológica. Biochem pharmacol. 2013;85(7):857-64.

115. Urist MR, Nillsson OS, Hudak R, Huo YK, Rasmussen J, Hirota W. Immunologic evidence of a bone morphogenetic protein in the milieu intérieur. InAnnales de Biologie Clinique. 1985;43(5):755- 66.

116. Johnson EE, Urist MR, Schmalzried TP, Chotivichit A, Huang HK, Finerman GA. Enxertos de osso esponjoso autogénico em defeitos segmentares extensos da ulna em cães: Effects of xenogeneic bovine bone morphogenetic protein without and with interposition of

soft tissues and interruption of blood supply. Clin Orthop Relat Res. 1989;243:254-65.

117. Nilsson OS, Urist MR, Dawson EG, Schmalzried TP, Finerman GA. Bone repair induced by bone morphogenetic protein in ulnar defects in dogs. J Bone Joint Surg Br. 1986;68(4):635-42.

118. Nilsson OS, Urist MR. Immune inhibition of repair of canine skull trephine defects implanted with partially purified bovine morphogenetic protein. Int Orthop. 1991;15:257-63.

119. Carrington JL, Chen P, Yanagishita M, Reddi AH. Osteogenin (bone morphogenetic protein-3) stimulates cartilage formation by chick limb bud cells *in vitro*. Dev Biol. 1991;146(2):406-15.

120. Wang EA, Israel DI, Kelly S, Luxenberg DP. Bone morphogenetic protein-2 causes commitment and differentiation in C3HI0T1/2 and 3T3 cells. Growth factors. 1993;9(1):57-71.

121. Chen TL, Bates RL, Dudley A, Hammonds JR GR, Amento EP. Bone morphogenetic protein-2b stimulation of growth and osteogenic phenotypes in rat osteoblast-like cells: Comparação com o TGF-β1. J Bone Miner Res. 1991;6(12):1387-93.

122. Sampath TK, Maliakal JC, Hauschka PV, Jones WK, Sasak H, Tucker RF, *et al.* A proteína osteogénica humana recombinante-1 (hOP-1) induz a formação de novo osso *in vivo* com uma atividade específica comparável à da proteína osteogénica bovina natural e estimula a

proliferação e diferenciação de osteoblastos *in vitro*. JBC1992;267(28):20352-62.

123. Wozney JM, Rosen V, Celeste AJ, Mitsock LM, Whitters MJ, Kriz RW, *et al.* Novos reguladores da formação óssea: Molecular clones and activities. Science. 1988;242(4885):1528-34.

124. Israel DI, Nove J, Kerns KM, Kaufman RJ, Rosen V, Cox KA, Wozney JM. Heterodimeric bone morphogenetic proteins show enhanced activity in vitro and in vivo. Growth factors. 1996;13(3):291-300.

125. Nakashima M. Indução da formação de dentina em polpa amputada de canino por proteínas morfogenéticas ósseas humanas recombinantes (BMP)-2 e-4. J Dent Res.1994;73(9):1515-22.

126. Jepsen S, Albers HK, Fleiner B, Tucker M, Rueger D. A proteína osteogénica humana recombinante-1 induz a formação de dentina: Um estudo experimental em suínos miniatura. J Endod. 1997;23(6):378-82.

127. Ren WH, Yang LJ, Dong SZ. Indução da formação de dentina reparadora em cães com proteína morfogenética óssea humana recombinante combinada 2 e selante de fibrina. Chin J Dent Res. 1999;2(3-4):21-4.

128. Johnsson A, Heldin CH, Westermark B, Wasteson A. Fator de crescimento derivado das plaquetas: Identificação das cadeias polipeptídicas constituintes. Biochem Biophys Res Commun.

1982;104(1):66-74.

129. Zhang M, Jiang F, Zhang X, Wang S, Jin Y, Zhang W. The effects of platelet-derived growth fator-BB on human dental pulp stem cells mediated dentin-pulp complex regeneration. Stem Cells Transl Med. 2017;6(12):2126-34.

130. Heldin CH, Westermark B. Mechanism of action and *in vivo* role of platelet-derived growth fator. Physiol Rev. 1999;79(4):1283-316.

131. Vassbotn FS, Havnen OK, Heldin CH, Holmsen H. Regulação da retroação negativa das plaquetas humanas através da ativação autócrina do recetor alfa do fator de crescimento derivado das plaquetas. J Biol Chem. 1994;269(19):13874-9.

132. Cao R, Brakenhielm E, Pawliuk R, Wariaro D, Post MJ, Wahlberg E, *et al.* Angiogenic synergism, vascular stability and improvement of hind-limb ischemia by a combination of PDGF- BB and FGF-2. Nat Med. 2003;9(5):604-13.

133. Narayanan AS, Page RC. Tecidos conjuntivos do periodonto: Um resumo do trabalho atual. Coll Relat Res. 1983;3(1):33-64.

134. Chua CC, Geiman DE, Keller GH, Ladda RL. Induction of collagenase secretion in human fibroblast cultures by growth promoting factors (Indução da secreção de colagenase em culturas de fibroblastos humanos por factores de promoção do crescimento). J Biol Chem. 1985;260(9):5213-6.

135. Le Roith D. Seminários em medicina do centro médico beth israel deaconess. Factores de crescimento semelhantes à insulina. N Engl J Med. 1997;336(9):633-40.

136. Bashir NZ. O papel dos factores de crescimento semelhantes à insulina na modulação da atividade das células estaminais mesenquimais dentárias. Arch Oral Biol. 2021;122:104993. doi: 10.1016/j.archoralbio.2020.104993.

137. Zhang Q, Shi S, Liu Y, Uyanne J, Shi Y, Shi S. As células estaminais mesenquimais derivadas da gengiva humana são capazes de desempenhar funções imunomoduladoras e melhorar a destruição de tecidos relacionada com a inflamação na colite experimental. J Immunol. 2009;183(12):7787-98.

138. Nakashima M. The effects of growth factors on DNA synthesis, proteoglycan synthesis and alkaline phosphatase activity in bovine dental pulp cells. Arch Oral Biol. 1992;37(3):231-6.

139. Denholm, Moule, Bartold. O comportamento e a proliferação de estirpes de células da polpa dentária humana *in vitro,* e a sua resposta à aplicação do fator de crescimento derivado das plaquetas-BB e do fator de crescimento semelhante à insulina-1. Int Endod J. 1998;31(4):251-8.

140. Onishi T, Kinoshita S, Shintani S, Sobue S, Ooshima T. Estimulação da proliferação e diferenciação de células da polpa dentária de cão em meio de cultura sem soro pelo fator de crescimento semelhante

à insulina. Arch Oral Biol. 1999;44(4):361-71.

141. Alkharobi H, Alhodhodi A, Hawsawi Y, Alkafaji H, Devine D, El- Gendy R, *et al.* IGFBP-2 e-3 regulam coordenadamente a mineralização da matriz induzida por IGF1 de células diferenciadoras da polpa dentária humana. Stem Cell Res. 2016;17(3):517-22.

142. Feng X, Huang D, Lu X, Feng G, Xing J, Lu J, *et al.* O fator de crescimento semelhante à insulina 1 pode promover a proliferação e a diferenciação osteogénica das células estaminais da polpa dentária humana através da via TOR. Dev Growth Differ. 2014;56(9):615-24.

143. Ornitz DM, Itoh N. Factores de crescimento de fibroblastos. Genome Biol. 2001;2(3):3005. doi: 10.1186/gb-2001-2-3-reviews3005.

144. Ohbayashi N, Shibayama M, Kurotaki Y. O FGF18 é necessário para a proliferação e diferenciação normais das células durante a osteogénese e a condrogénese. Genes Dev. 2002;16(7):870-9.

145. Werner S, Weinberg W, Liao X. A expressão orientada de um mutante do recetor FGF dominante-negativo na epiderme de ratinhos transgénicos revela um papel do FGF na organização e diferenciação dos queratinócitos. EMBO J. 1993;12(7):2635-43.

146. Yun YR, Won JE, Jeon E, Lee S, Kang W, Jo H, *et al.* Fibroblast growth factors: biology, function and application for tissue regeneration. J Tissue Eng. 2010;2010:218142. doi: 10.4061/2010/218142.

147. Senger DR, Galli SJ, Dvorak AM, Perruzzi CA, Harvey VS, Dvorak HF. Tumor cells secrete a vascular permeability fator that promotes accumulation of ascites fluid. Science. 1983;219(4587):983-5.

148. Folkman J. Tumor angiogenesis: Therapeutic implications. N Engl J Med. 1971 18;285(21):1182-6.

149. Ferrara N, Henzel WJ. Pituitary follicular cells secrete a novel heparin-binding growth fator specific for vascular endothelial cells. Biochem Biophys Res Commun. 1989;161(2):851-8.

150. Connolly DT, Olander JV, Heuvelman D, Nelson R, Monsell R, Siegel N, *et al.* Fator de permeabilidade vascular humana. Isolamento a partir de células U937. J Biol Chem. 1989;264(33):20017-24.

151. Pepper MS, Ferrara N, Orci L, Montesano R. Potente sinergismo entre o fator de crescimento endotelial vascular e o fator de crescimento básico dos fibroblastos na indução da angiogénese *in vitro*. Biochem Biophys Res Commun. 1992;189(2):824-31.

152. Leung DW, Cachianes G, Kuang WJ, Goeddel DV, Ferrara N. O fator de crescimento endotelial vascular é um mitogénio angiogénico segregado. Science. 1989;246(4935):1306-9.

153. Phillips GD, Stone AM, Jones BD, Schultz JC, Whitehead RA, Knighton DR. O fator de crescimento endotelial vascular (rhVEGF165) estimula a angiogénese direta na córnea do coelho. In Vivo. 1994;8(6):961-5.

154. Tolentino MJ, Miller JW, Gragoudas ES, Chatzistefanou K, Ferrara N, Adamis AP. Vascular endothelial growth fator is sufficient to produce iris neovascularization and neovascular glaucoma in a nonhuman primate. Arch Ophthalmol. 1996;114(8):964-70.

155. Alon T, Hemo I, Itin A, Pe'er J, Stone J, Keshet E. O fator de crescimento endotelial vascular actua como um fator de sobrevivência para os vasos retinianos recém-formados e tem implicações na retinopatia da prematuridade. Nat Med. 1995;1(10):1024-8.

156. Parenti A, Morbidelli L, Cui XL, Douglas JG, Hood JD, Granger HJ, *et al.* O óxido nítrico é um sinal a montante da ativação da quinase1/2 regulada por sinal extracelular induzida pelo fator de crescimento endotelial vascular no endotélio pós-capilar. J Biol Chem. 1998;273(7):4220-6.

157. Ziche M, Morbidelli L, Choudhuri R, Zhang HT, Donnini S, Granger HJ, *et al.* Nitric oxide synthase lies downstream from vascular endothelial growth fator-induced but not basic fibroblast growth fator-induced angiogenesis. J Clin Invest. 1997;99(11):2625-34.

158. Morbidelli L, Chang CH, Douglas JG, Granger HJ, Ledda F, Ziche M. Nitric oxide mediates mitogenic effect of VEGF on coronary venular endothelium. Am J Physiol. 1996;270(1):411-5.

159. Deckers MM, Van Bezooijen RL, Van der Horst G, Hoogendam J, Van Der Bent C, Papapoulos SE. Bone morphogenetic proteins stimulate

angiogenesis through osteoblast-derived vascular endothelial growth fator A. Endocrinol. 2002;143(4):1545-53.

160. Frank AL. Terapia para o dente sem polpa divergente através da formação apical contínua. J Am Dent Assoc. 1966;72(1):87-93.

161. Heithersay GS. Hidróxido de cálcio no tratamento de dentes sem polpa com patologia associada. J Br Endod Soc. 1975;8(2):74- 93.

162. Rafter M. Apexificação: Uma revisão. Dent Traumatol. 2005;21(1):1- 8 .

163. Chala S, Abouqal R, Rida S. Apexificação de dentes imaturos com hidróxido de cálcio ou agregado de trióxido mineral: Revisão sistemática e meta-análise. Oral Surg Oral Med Oral Pathol Oral Radiol Endod. 2011;112(4):e36-42. doi: 10.1016/j.tripleo.2011.03.047.

164. Iwaya SI, Ikawa M, Kubota M. Revascularização de um dente permanente imaturo com periodontite apical e trato sinusal. Dent Traumatol. 2001;17(4):185-7.

165. Huang GT, Lin LM. Carta ao editor: Comentários sobre a utilização do termo "revascularização" para descrever a regeneração radicular. J Endod. 2008;34(5):511-2.

166. Ostby BN. O papel do coágulo sanguíneo na terapia endodôntica. Um estudo histológico experimental. Ata Odontol Scand. 1961;19(3):324- 53.

167. Nygaard-Ostby B, Hjortdal O. Formação de tecido no canal radicular após a remoção da polpa. Scand J Dent Res. 1971;79(5):333-49.

168. Banchs F, Trope M. Revascularização de dentes permanentes imaturos com periodontite apical: novo protocolo de tratamento? J Endod. 2004;30(4):196-200.

169. Skoglund A, Tronstad L, Wallenius K. Um estudo microangiográfico das alterações vasculares em dentes replantados e autotransplantados de cães jovens. Oral Surg Oral Med Oral Pathol. 1978;45(1):17-28.

170. Hoshino E, Kurihara-Ando N, Sato I, Uematsu H, Sato M, Kota K, *et al.* Suscetibilidade antibacteriana *in-vitro* de bactérias retiradas de dentina radicular infetada a uma mistura de ciprofloxacina, metronidazol e minociclina. Int Endod J. 1996;29(2):125-30.

171. Galler KM. Procedimentos clínicos para revitalização: Conhecimentos e considerações atuais. Int Endod J. 2016;49(10):926-36.

172. Piva E, Silva AF, Nor JE. Scaffolds funcionalizados para controlar o destino das células estaminais da polpa dentária. J Endod. 2014;40(4 Suppl):S33-40.

173. Niu Y, Li Q, Ding Y, Dong L, Wang C. Estratégias de entrega projetadas para um melhor controle das atividades do fator de crescimento na cicatrização de feridas. Adv Drug Deliv Rev.

2019;146:190-208.

174. Asahara T, Takahashi T, Masuda H, Kalka C, Chen D, Iwaguro H, *et al.* O VEGF contribui para a neovascularização pós-natal através da mobilização de células progenitoras endoteliais derivadas da medula óssea. EMBO J. 1999;18(14):3964-72.

175. Galler KM, Widbiller M, Buchalla W, Eidt A, Hiller KA, Hoffer PC, *et al.* O condicionamento de dentina com EDTA promove a adesão, migração e diferenciação de células estaminais da polpa dentária. Int Endod J. 2016;49(6):581-90.

176. Tomson PL, Grover LM, Lumley PJ, Sloan AJ, Smith AJ, Cooper PR. Dissolução dos componentes bioactivos da matriz da dentina pelo agregado de trióxido mineral. J Dent. 2007;35(8):636-42.

177. Graham L, Cooper PR, Cassidy N, Nor JE, Sloan AJ, Smith AJ. O efeito do hidróxido de cálcio na solubilização dos componentes bioactivos da matriz dentinária. Biomaterials. 2006;27(14):2865-73.

178. Ferracane JL, Cooper PR, Smith AJ. Dentin matrix component solubilization by solutions of pH relevant to self-etching dental adhesives. J Adhes Dent. 2013;15(5):407-12.

179. Duncan HF, Smith AJ, Fleming GJ, Reid C, Smith G, Cooper PR. Libertação de componentes bioactivos da matriz extracelular da dentina por inibidores da histona desacetilase (HDACi). Int Endod J. 2017;50(1):24-38.

180. Hristov K, Gateva N, Stanimirov P, Ishkitiev N, Tsikandelova R, Mihaylova Z. Influência do ácido cítrico na vitalidade das células estaminais da papila apical. Ata Medica Bulgarica. 2018;45(2):31-5.

181. Chae Y, Yang M, Kim J. Libertação de TGF-β1 nos canais radiculares com vários irrigantes finais em endodontia regenerativa: Uma análise *in vitro*. Int Endod J. 2018;51(12):1389-1397.

182. Ivica A, Zehnder M, Mateos JM, Ghayor C, Weber FE. Condicionamento biomimético da dentina humana utilizando ácido cítrico. J Endod. 2019;45(1):45-50.

183. Lolato A, Bucchi C, Taschieri S, Kabbaney AE, Fabbro MD. Concentrados de plaquetas para revitalização de dentes necróticos imaturos: Uma revisão sistemática dos estudos clínicos. Platelets. 2016;27(5):383-92.

184. Zhou R, Wang Y, Chen Y, Chen S, Lyu H, Cai Z, Huang X. Avaliação radiográfica, histológica e biomecânica da aplicação combinada de fibrina rica em plaquetas com coágulo de sangue na endodontia regenerativa. J Endod. 2017;43(12):2034-40.

185. Murray PE, Garcia-Godoy F, Hargreaves KM. Endodontia regenerativa: Uma revisão do estado atual e um apelo à ação. J Endod. 2007;33(4):377-90.

186. Lin LM, Rosenberg PA. Reparação e regeneração em endodontia. Int Endod J. 2011;44(10):889-906.

187. Simon SR, Tomson PL, Berdal A. Endodontia regenerativa: Regeneração ou reparação? J Endod. 2014;40(4 Suppl):70-5.

188. Gronthos S, Mankani M, Brahim J, Robey PG, Shi S. Células estaminais pós-natais da polpa dentária humana (DPSCs) *in vitro* e *in vivo*. Proc Natl Acad Sci USA. 2000;97(25):13625-30.

189. Sonoyama W, Liu Y, Yamaza T, Tuan RS, Wang S, Shi S, *et al.* Caracterização da papila apical e das suas células estaminais residentes de dentes permanentes imaturos humanos: Um estudo piloto. J Endod. 2008;34(2):166-71.

190. Miura M, Gronthos S, Zhao M, Lu B, Fisher LW, Robey PG, *et al.* SHED: Células estaminais de dentes decíduos esfoliados humanos. Proc Natl Acad Sci USA. 2003;100(10):5807-12.

191. Alongi DJ, Yamaza T, Song Y, Fouad AF, Romberg EE, Shi S, *et al.* As células estaminais/progenitoras da polpa dentária humana inflamada mantêm o potencial de regeneração dos tecidos. Regen Med. 2010;5(4):617-31.

192. Gratwohl A, Pasquini MC, Aljurf M, Atsuta Y, Baldomero H, Foeken L, *et al.* Rede mundial de transplantação de sangue e medula óssea, um milhão de transplantes de células estaminais hematopoiéticas: Um estudo observacional retrospetivo. Lancet Haematol. 2015;2(3):e91-100. doi: 10.1016/S2352-3026(15)00028-9.

193. Pellegrini G, Rama P, Di Rocco A, Panaras A, De Luca M. Revisão

concisa: Hurdles in a successful example of limbal stem cell-based regenerative medicine. Stem Cells. 2014;32(1):26-34.

194. Ferrari S, Pellegrini G, Matsui T, Mavilio F, De Luca M. Towards a gene therapy clinical trial for epidermolysis bullosa. Rev Recent Clin Trials. 2006;1(2):155-62.

195. Cordeiro MM, Dong Z, Kaneko T, Zhang Z, Miyazawa M, Shi S, *et al.* Engenharia de tecidos da polpa dentária com células estaminais de dentes decíduos esfoliados. J Endod. 2008;34(8):962-9.

196. Huang GT, Yamaza T, Shea LD, Djouad F, Kuhn NZ, Tuan RS, *et al.* Regeneração de novo da polpa dentária mediada por células estaminais/progenitoras com camada contínua de dentina recentemente depositada num modelo *in vivo*. Tissue Eng Part A. 2010;16(2):605-15.

197. Galler KM, Buchalla W, Hiller KA, Federlin M, Eidt A, Schiefersteiner M, *et al.* Influência dos desinfectantes dos canais radiculares na libertação de factores de crescimento da dentina. J Endod. 2015;41(3):363-8.

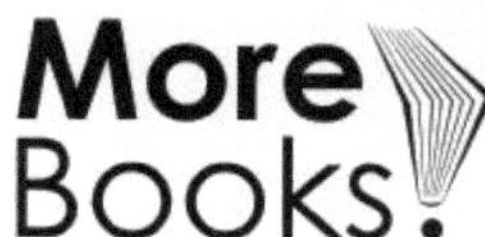

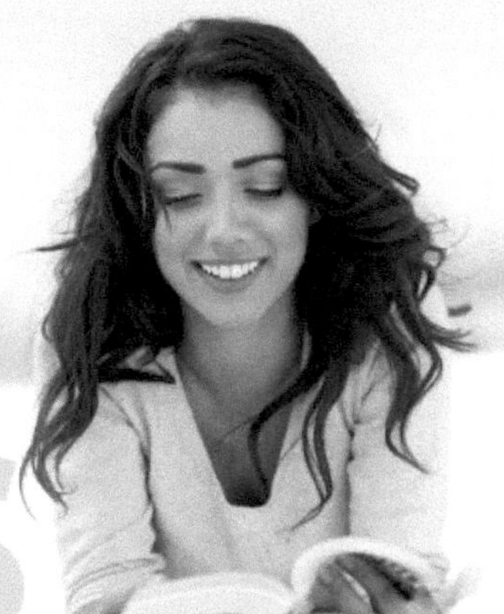

Buy your books fast and straightforward online - at one of world's fastest growing online book stores! Environmentally sound due to Print-on-Demand technologies.

Buy your books online at
www.morebooks.shop

Compre os seus livros mais rápido e diretamente na internet, em uma das livrarias on-line com o maior crescimento no mundo! Produção que protege o meio ambiente através das tecnologias de impressão sob demanda.

Compre os seus livros on-line em
www.morebooks.shop

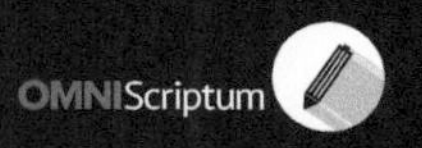

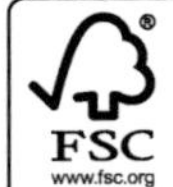

Printed by Books on Demand GmbH, Norderstedt / Germany